Monthly Book *Derma.*

編集企画にあたって…

　多くの皮膚科医にとって，色素異常症はなんとなく苦手な疾患の1つであるようだ．先天性の疾患はその頻度が低く，診察する機会が少ない一方で，疾患の種類は多数あり，臨床診断するだけでもかなりの大きなストレスである．また，多くの患者は子どもであるために，我が子の予後や合併症の有無，生活指導などを心配する親たちの容赦ない質問に対して，忙しい外来の合間に対応しなければならないことも要因の1つかもしれない．一方，後天性の色素異常症としては，頻度が最も高いのは尋常性白斑である．現在までこの尋常性白斑に対して有効性と安全性の高い治療法が確立されていない．逆に色素沈着が増強する疾患においても，同様に有効な治療法は確立されていない．つまり，色素異常症では診断も治療も容易ではなく，特に治療については難渋することが多い疾患である．このような状況下で，皮膚科医は患者からの不平・不満に耐えて診療せねばならず，結果として"苦手な疾患"になってしまうようである．

　本特集では，日常診療における色素異常症診断に必要なエッセンシャルをカバーできることを目指し，まずは各病態を理解するために必要で整理しておくべき知識として，基礎講座の先生である國貞隆弘先生にはメラノサイトの発生・分化を解説していただき，中村光李先生・福田光則先生にはメラノソームの生合成について解説していただいた．双方のグループともにこの領域を牽引している世界のトップランナーであり，最新の研究をわかりやすくまとめていただいた．そのうえで，色素異常症では，病的であるのか，健常範囲内なのかという疑問がついて回ることがある．そこで，まずは日本人の皮膚色について阿部優子先生に解説いただき，先天的に色が薄くなる眼皮膚白皮症について岡村　賢先生，先天性の色素増強疾患のなかで雀卵斑とその鑑別疾患について荒木勇太先生，色素増強疾患全般について大磯直毅先生にまとめていただいた．そして，皮膚科医の多くが臨床的に難渋している尋常性白斑についての最新情報を種村　篤先生に解説いただき，QOLを大きく損なうにもかかわらず現状では治療対象から外れやすい炎症後色素沈着のユニークなモデル動物を我々のグループから紹介した．最後2つの論文は臨床的によく診る疾患である後天性真皮メラノサイトーシスと老人性色素斑について，宮田彩可先生，宮田成章先生，須賀　康先生のグループに実践的に，中山和紀氏にはその病態機序を中心にそれぞれわかりやすく解説いただいた．本企画が色素異常症の理解の一助となれば幸いである．

2022年11月

鈴木民夫

KEY WORDS INDEX

WRITERS FILE
ライターズファイル
（50 音順）

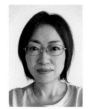

阿部　優子
（あべ　ゆうこ）

1998年	山形大学卒業 同大学皮膚科入局
2012年	同大学大学院修了 同大学皮膚科，助手
2019年	同，講師

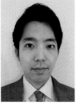

岡村　賢
（おかむら　けん）

2010年	山形大学卒業
2012年	同大学皮膚科，医員
2016年	同大学大学院医学研究科医学専攻修了 同大学皮膚科，助教
2019年	Postdoctoral associate, University of Massachusetts Chan Medical School（米国）
2022年	山形大学皮膚科，助教

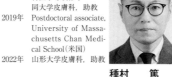
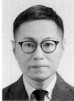

種村　篤
（たねむら　あつし）

1997年	近畿大学卒業 大阪大学医学部附属病院において臨床補助の研修に従事
1998年	国立大阪南病院皮膚科，研修医
1999年	大阪大学医学部附属病院形成外科，医員
2000年	大阪厚生年金病院形成外科，医員 国立大阪病院形成外科，医員
2005年	大阪大学大学院医学系研究科博士課程修了（医学博士） 同大学医学部附属病院皮膚科，医員 米国ジョンウェイン癌研究所腫瘍研究部門，リサーチフェロー
2007年	大阪大学皮膚科，助教
2014年	同，講師
2021年	同，准教授

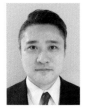

荒木　勇太
（あらき　ゆうた）

2010年	山形大学卒業
2012年	同大学皮膚科入局
2017年	同大学大学院修了
2018年	同大学皮膚科，助教

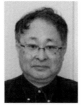

國貞　隆弘
（くにさだ　たかひろ）

1980年	京都大学理学部卒業
1985年	同大学大学院理学研究科博士課程修了
1985～86年	同大学，研究員（日本学術振興会奨励研究員）
1986～88年	米国国立衛生研究所（NIH, NIA），客員研究員
1988～93年	熊本大学医学部，講師
1993～95年	京都大学医学部，講師
1995～2001年	鳥取大学医学部，助教授
2001～22年	岐阜大学医学部，教授
2022年	同大学，名誉教授

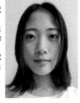

中村　光李
（なかむら　ひかり）

2022年	城西大学薬学部薬科学科卒業 東北大学大学院生命科学研究科修士課程入学

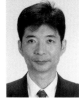

大磯　直毅
（おおいそ　なおき）

1994年	大阪市立大学卒業 同大学皮膚科学，研修医
1996年	池田回生病院皮膚科，医員
1997年	大阪市立大学大学院皮膚科学
2001年	コロラド大学健康科学センター人類医学遺伝学，研究員
2003年	済生会富田林病院皮膚科，副医長
2004年	同，医長
2005年	近畿大学皮膚科学，講師
2012年	同，准教授
2022年	近畿大学奈良病院皮膚科，教授

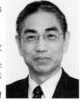

鈴木　民夫
（すずき　たみお）

1984年	山形大学卒業
1988年	同大学大学院医学研究科修了
1991年	名古屋大学皮膚科，医員
1998年	米国コロラド大学医学部，研究員
2004年	名古屋大学大学院医学系研究科皮膚病態学，助教授
2007年	山形大学皮膚科，教授

中山　和紀
（なかやま　かずき）

2016年	京都大学大学院医学研究科修士課程修了 株式会社ポーラファルマ医薬研究所研究開発室入社
2018年	ポーラ化成工業株式会社フロンティアリサーチセンター転籍

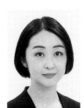

宮田　彩可
（みやた　あやか）

2018年	埼玉医科大学卒業 同大学臨床研修
2020年	順天堂大学医学部附属浦安病院皮膚科入局
2021年	同，助手

色素異常症診療のポイント

◆編集企画／山形大学教授　鈴木　民夫　　◆編集主幹／照井　正　　大山　学

2023年　全日本病院出版会　年間購読ご案内

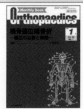

マンスリーブック　オルソペディクス
編集主幹
金子和夫/松本守雄/斎藤　充

Vol. 36　No. 1～13（月刊）
税込年間購読料　42,570円
（通常号11冊・増大号1冊・増刊号1冊）
2023年特集テーマ―――――――以下続刊
No. 1　変形性膝関節症 最近の治療スタンダード
No. 2　関節リウマチ手・肘に対する人工関節手術

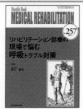

マンスリーブック　メディカルリハビリテーション
編集主幹
宮野佐年/水間正澄

No. 283～295（月刊）
税込年間購読料　40,150円
（通常号11冊・増大号1冊・増刊号1冊）
2023年特集テーマ―――――――以下続刊
No. 283　骨脆弱性とリハビリテーション診療
No. 284　最後まで家で過ごしたい―在宅終末期がん治療・ケアにおいてリハビリテーション医療ができること―

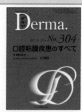

マンスリーブック　デルマ
編集主幹
照井　正/大山　学

No. 330～342（月刊）
税込年間購読料　43,560円
（通常号11冊・増大号1冊・増刊号1冊）
2023年特集テーマ―――――――以下続刊
No. 330　色素異常症診療のポイント
No. 331　皮膚科領域でのビッグデータの活用法

マンスリーブック　エントーニ
編集主幹
曾根三千彦/香取幸夫

No. 279～291（月刊）
税込年間購読料　42,900円
（通常号11冊・増大号1冊・増刊号1冊）
2023年特集テーマ―――――――以下続刊
No. 279　オンライン診療・遠隔医療のノウハウ
No. 280　嚥下障害を診る

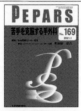

形成外科関連分野の新雑誌　ペパーズ
編集主幹
上田晃一/大慈弥裕之/小川　令

No. 193～204（月刊）
税込年間購読料　44,200円
（通常号11冊・増大号1冊・臨時増大号1冊）
2023年特集テーマ―――――――以下続刊
No. 193　形成外科手術　麻酔マニュアル
No. 194　あざの診断と長期的治療戦略

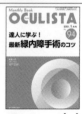

マンスリーブック　オクリスタ
編集主幹
村上　晶/高橋　浩/堀　裕一

No. 118～129（月刊）
税込年間購読料　41,800円
（通常号11冊・増大号1冊）
2023年特集テーマ―――――――以下続刊
No. 118　低侵襲緑内障手術（MIGS）の基本と実践
No. 119　再考！角膜炎診療―感染性角膜炎の病原体と標的治療―

♣ 書籍のご案内 ♣

◆ファーストステップ！子どもの視機能をみる
　―スクリーニングと外来診療―
　編/仁科幸子・林　思音
　　　　定価7,480円（税込）B5判 318頁

◆明日の足診療シリーズⅢ
　足のスポーツ外傷・障害の診かた
　監/日本足の外科学会
　　　　定価9,350円（税込）B5判 398頁

◆カスタマイズ治療で読み解く美容皮膚診療
　著/黄　聖琥　定価10,450円（税込）B5判 182頁

◆健康・医療・福祉のための睡眠検定
　ハンドブック up to date
　監/日本睡眠教育機構
　　　　定価4,950円（税込）B5判 398頁

◆よくわかる耳管開放症
　―診断から耳管ピン手術まで―
　著/小林俊光・池田怜吉ほか
　　　　定価8,250円（税込）B5判 284頁

◆ここからマスター！
　手外科研修レクチャーブック
　編/小野真平　定価9,900円（税込）B5判 360頁

◆輝生会がおくる！
　リハビリテーションチーム研修テキスト
　監/石川　誠　定価3,850円（税込）B5判 218頁

◆足の総合病院・下北沢病院がおくる！ポケット判
　主訴から引く足のプライマリケアマニュアル
　編著/下北沢病院
　　　　定価5,800円（税込）A5変型判 318頁

◆症例から学ぶ 膝周囲骨切り術ピットフォール
　―陥らないために！抜け出すために！―
　編著/竹内良平　定価5,940円（税込）B5判 150頁

◆まず知っておきたい！
　がん治療のお金，医療サービス事典
　編/山﨑知子　定価2,200円（税込）A5判 144頁

◆カラーアトラス
　爪の診療実践ガイド 改訂第2版
　編/安木良博・田村敦志
　　　　定価7,920円（税込）B5判 274頁

◆臨床実習で役立つ 形成外科診療・
　救急外来処置ビギナーズマニュアル
　編/小川　令　定価7,150円（税込）B5判 306頁

年間購読のお客様には送料サービスにて最新号をお手元にお届けいたします。
そのほかバックナンバーもぜひお買い求めください。

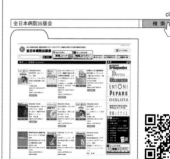

全日本病院出版会
〒113-0033 東京都文京区本郷 3-16-4
TEL：03-5689-5989　FAX：03-5689-8030
www.zenniti.com

MB Derma，330：1-7，2023．

◆特集／色素異常症診療のポイント

メラノサイトの発生と分化

國貞隆弘*

Key words：神経堤細胞(neural crest cell)，メラノブラスト(melanoblast)，MITF，Kit，メラノサイト幹細胞，ケラチノサイト幹細胞，ニッシェ

Abstract メラノサイトは神経堤細胞に由来し，全身の表皮・毛包などに定着する．神経管の完成と前後してその最背部の一部が多分化能を持つ神経堤細胞へと誘導され，主に胴部の神経堤細胞の一部がメラノサイトの前駆細胞であるメラノブラストへと運命決定され，胚の真皮を移動したあと表皮に移行し，最終的には毛包を含む表皮に一様に分布する．メラノブラストはメラノサイトとして最終分化しケラチノサイトにメラニンを供給するが，一部はメラノサイト幹細胞として毛包や表皮に残存し，必要に応じて生涯メラノサイトの供給源として働く．メラノサイト幹細胞はケラチノサイト幹細胞の形成するニッシェによって長期間維持されており，様々な原因で誘発されるメラノサイト幹細胞の分化の異常は様々な色素異常症につながる．

はじめに

メラノサイトは神経堤細胞(neural crest cell)と呼ばれる脊椎動物で初めて出現した細胞系譜を起源とし，紫外線防御のほか，紋様の形成や内耳の環境維持など様々な機能を担う[1]．昆虫ではメラニン合成は外骨格を形成する表皮系の細胞で行われているが，脊椎動物では網膜色素上皮細胞とメラノサイトにほぼ限局されている．メラニン合成の中間体の強い毒性に起因するリスクをメラノサイトが請け負っているともいえるが，その結果メラノサイトの有無が個体の生存を左右せず，しかもメラノサイトの有無は体色に現れるため，マウスでは300個近いメラノサイトで機能している遺伝子が体色・紋様の変異体として同定されている(もしケラチノサイトがメラニン合成も担っていた場合，これらの変異の多くは致死的で遺伝学的な同定は困難だろう)．これらの遺伝子の多くはヒトの色素異常症の原因にもなっており，色素

異常症の原因の予測・解明に寄与するとともに，最近ではヒトの色素異常症や体色の研究から新たなメラノサイト関連遺伝子が同定されている[2]．本稿では神経堤細胞からメラノサイトへの発生過程をいくつかの視点から述べ，毛包でメラノサイト幹細胞として維持されるメカニズムについても概説する．

1．メラノサイトの初期発生過程

我々脊椎動物を特徴付けているのは顔面・顎を備えた頭部，それらの動きを的確に制御するための情報の処理に必要な感覚神経や交感神経であり，これらの組織や細胞は脊椎動物の進化とともに出現した神経堤細胞という新たな細胞群に由来する．脊椎動物に近縁の祖先であるウニやホヤ，ナメクジウオの体内にはこれらの組織や細胞は認められず，当然神経堤細胞も存在しない．神経堤細胞は皮膚(外胚葉)が正中線からくびれて発生する神経管(脳，中枢神経)の一部が移動能力を獲得し，実際に神経管から這い出して上述の頭部構造を作るほか，各組織でメラノサイトや内分泌細胞など多種類の細胞へ分化することから，第4の胚葉と

* Takahiro KUNISADA，〒501-1193 岐阜市柳戸1-1 岐阜大学，名誉教授

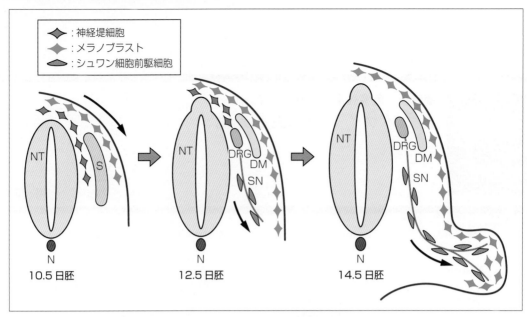

図 1. メラノサイトの初期分化過程

脊椎動物では神経堤細胞に由来するメラノブラスト（初期胚ではメラノサイトの前駆細胞という意味でメラノブラストと呼ばれる）が体節と表皮の間を移動し，その後表皮でメラノサイトへ分化する．一部のメラノサイトは神経堤細胞に由来する感覚神経に沿って移動してきたシュワン細胞前駆細胞（これも神経堤細胞に由来する）に由来する．

NT：神経管，N：脊索，S：体節，DRG：背根神経節，DM：真皮筋節，SN：感覚神経（軸索）

（文献 2 より改変）

も呼ばれる．神経管を起源としながらも様々な細胞に分化する神経堤細胞は典型的な幹細胞であり，神経堤細胞はまずメラノサイトの前駆細胞であるメラノブラストに分化して増殖・移動し，最終的な定住先である表皮，毛包，眼球（脈絡膜）などでメラニンを産生するメラノサイトへ分化する[1)2)]．

a）神経堤細胞とメラノサイト

神経管の背側の頂点に位置する細胞が強固に接着した神経細胞（上皮細胞）としての性質を失って移動性の強い間葉系の細胞へと変化し（上皮-間葉転換），神経堤細胞として神経管から離脱（delaminate）する．神経堤細胞は離脱した神経管の位置により，頭部，頸部，胴部，心臓，尾部神経堤細胞に分類され，表皮のメラノサイトは主に胴部神経堤細胞に由来する．ただ，胴部以外のすべての神経堤細胞も一定の割合でメラノサイトに分化すると考えられている．神経堤細胞を送り出す発生段階にある胴部の神経管は既に体節を形成しているが，まず体節の前部からニューロン（感覚神経）とグリア細胞（シュワン細胞）へ分化する神経堤細胞が離脱し，少し遅れて体節の後部から離脱した

一群がメラノサイトに分化する．神経管を離脱した直後の神経堤細胞を1つ1つ分離して培養すると，メラノサイトにだけ分化するもの，グリア細胞にだけ分化するもののほか，メラノサイトとグリア細胞の両方が出現するものがあることから，出現初期の神経堤細胞の一部にはその運命が決定されていない，幹細胞としての性質が維持されていると予想される．また，表皮のメラノサイトの一部は神経堤細胞に由来するグリア細胞の一種であるシュワン細胞に運命決定された細胞がメラノサイトへ再分化したものであることもわかっている（後述）．神経堤細胞の幹細胞性とでもいうべき性質がそれに由来する個々の細胞系譜にも維持されていると考えてもよいのかもしれない[3)]．

神経堤細胞の起源は脊椎動物の直系の祖先であるホヤ（尾索動物）の色素細胞（脊椎動物のメラノサイトと共通な特徴を持つ）であるらしいという，メラノサイトの研究者には納得がいく主張が十分な根拠とともに展開されてきたが，ホヤの尾索にある両極性尾部神経が起源であろうという最近の報告もある[4)]．

b）メラノサイトの発生と初期胚での移動経路

⑴ 体の正中から体側（皮膚）を移動するメラノブラスト

神経堤細胞から這い出る前後（マウスでは9日胚前後）でメラノサイトへ運命決定されたメラノサイト前駆細胞（メラノブラスト）と呼ばれる細胞は，胚の真皮の背側から体側寄り（筋肉を形成する体節の外側）の真皮（表皮の下）を，正中線背部から腹部の方向へ移動する（図1）．最初のメラノブラストはせいぜい100個程度だが，全身の表皮を覆うため急速に増殖し，ほぼ全身への移動が終了する頃（マウスでは15日胚）には数万個を数える程になる．メラノサイトの最終的な居場所である表皮への移行はマウスでは13日胚頃に完了し（生後数週間までは真皮に残るメラノブラストも存在するが），真皮へ侵入してからもメラノブラストは移動し，16日以降は形成中の毛包へも取り込まれる．

⑵ 正中から下へ移動する新たなメラノサイトの発生・移動経路

最近，表皮のメラノサイトのかなりの割合がシュワン細胞の前駆細胞に由来することが明らかにされた[5]．胴部の神経管の各体節の前部から離脱した神経堤細胞は，胚の真皮の背部から体節の内側を経由して腹部へ向かう経路を移動し，その一部は感覚神経やグリア細胞へ分化し，背根神経節を形成する．感覚神経は背根神経から軸索を脊髄と体表に投射し，おそらく同じ胴部神経堤細胞に由来するシュワン細胞の前駆細胞がその軸索に沿って移動し，軸索を被覆する髄鞘へと分化する．驚くべきことに，このシュワン細胞前駆細胞の一部は表皮の近くへ到達するとメラノブラストへと分化し，そのまま表皮のメラノサイトとして成熟する（図1）．シュワン細胞前駆細胞の特定に使われた遺伝子マーカーがメラノブラストにも一時期発現することや同じくシュワン細胞前駆細胞のマーカーである Dhh では毛包のメラノサイトは標識されなかったことなどから，この新たなメラノサイトの起源に関してはさらなる検証が必要だが，グリ

ア細胞のメラノサイトへの分化転換は試験管内でも確認されており，その分子機構の詳細や意義の解明が待たれる．何れにせよ，表皮のメラノサイトは神経堤細胞に由来することに変わりはない．

⑶ メラノサイトを制御する分子

メラノサイトの発生（分化・増殖・移動）を制御する分子（遺伝子）は色素異常症の原因になると予想される．受容体型チロシンキナーゼ *Kit* とGタンパク結合受容体 *EDNRB*（エンドセリン受容体B）はメラノブラストの増殖，分化，移動に必須の遺伝子で，それぞれの遺伝子の機能喪失変異体は白毛（白斑症）を呈し，恒常的に活性の高い変異体は色素増多症になる．メラノブラストの維持には Kit シグナルあるいは EDNRB シグナルのいずれか1つが必要であり[6]，生後の毛包のメラノサイト幹細胞の発生を含め両者はメラノサイト発生の全過程において重要な働きをしている．発生転写調節因子 *MITF* はメラノサイト発生の全過程に関わる重要な分子で，遺伝的に *MITF* を欠損する動物はメラノサイトがなく（白毛），逆に線維芽細胞に *MITF* を強制発現させるとチロシナーゼなどメラノサイトの機能を担う多くの遺伝子の発現が上昇するようになる．*MITF* は18個のエキソンと17個のイントロンから成り，翻訳開始部位が9箇所ある遺伝子でメラノサイトを含む全身の細胞・組織で種々のアイソフォームが発現し（メラノサイトでは MITF-M），それぞれが多岐にわたる細胞機能を制御している[7]．Kit，EDNRB 両シグナルはメラノブラスト，メラノサイトでの *MITF* の発現を制御する．E cadherin，RAC1，CXCR4 などの遺伝子がメラノサイトの発生の各段階でその移動を制御することも確かめられている．

2．メラノサイト幹細胞

表皮内を移動する胎児期のメラノブラストは発生中の毛包に侵入後メラノサイトへと成熟し，毛を形成する毛球部のケラチノサイトへメラニンを受け渡す．このとき，毛球のメラノサイトは毛周期の進行とともに失われるので，生涯毛色を維持するには新たなメラノサイトを作り出す幹細胞の

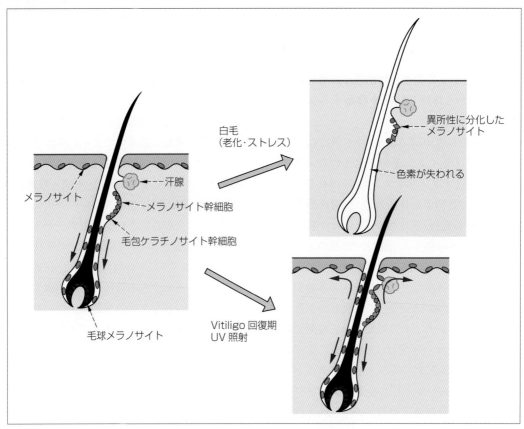

図 2. メラノサイト幹細胞と老化・疾患

メラノサイト幹細胞は毛包上部のバルジと呼ばれる膨大部を中心に恒久的に維持される. 毛髪が形成されるバルジに共存する毛包ケラチノサイト幹細胞がメラノサイト幹細胞のニッシェとなり, 老化やストレスによりメラノサイト幹細胞が自己増殖せずに分化すると（異所性分化）メラノサイト幹細胞が枯渇し, 白毛となる. 尋常性白斑からの回復期や UV 照射治療後の表皮メラノサイトの増加に際しては毛包のメラノサイト幹細胞が急速に分化し, 表皮にメラノサイトを供給する. ヒトの表皮には毛包以外の表皮基底層にもメラノサイト幹細胞が維持されており, 通常はこの幹細胞によって表皮メラノサイト集団が維持されている.

(文献 2 より改変)

存在が必要と予想される. 色素異常症を含むメラノサイト関連疾患の理解と治療にはこのメラノサイト幹細胞についての知見が役立つ.

a）表皮・毛包のメラノサイト幹細胞とニッシェ

メラノブラスト, メラノサイトを薬剤（阻害抗体, 後述）で除去後も次の毛周期では黒毛が生じること, 尋常性白斑（vitiligo）患者の UV 照射治療後の回復過程でメラノサイトの回復が毛包を中心に開始することなどから, 毛包にメラノサイト幹細胞の存在が予想され, 実際にそれがメラニンを持たないメラノブラストに類似した細胞として毛包のバルジ領域（**図 2**）に同定・単離された[8)9)]. メラノサイト幹細胞が胎児期の皮膚を移動してきた

メラノブラストに由来することは, 胎児期のメラノブラストを除去すると毛包のメラノサイトが完全に失われることや遺伝的マーカーを用いて胎児期のメラノブラストを追跡した結果により確実と考えられる. 単離されたメラノサイト幹細胞は MITF の発現が低下し, 転写や翻訳などの活性も低下し, ほとんど分裂せず, 血液幹細胞で示された静止（quiescent）幹細胞の状態と符合する[10)]. 7, 8 回抜毛し続けても白毛は 4% 以下しか生じないことから, メラノサイト幹細胞は毛周期ごとに必要なだけ再生し, 測定方法や年齢に応じて異なるものの, 毛包あたり平均 1～4 個存在する[11)].

幹細胞は単独では維持できず, ニッシェと呼ばれる特別な環境が必要である. 表皮のメラノブラ

ストを未分化のまま培養するには表皮のケラチノサイトと共存させることが必要[12]なことから示唆されるように，毛包のバルジ領域（あるいは毛周期の終期でも維持されている permanent portion と呼ばれる部位）のケラチノサイトあるいはケラチノサイト幹細胞がニッシェとしてメラノサイト幹細胞の維持に必要であること明らかにされた[13]（図2）．毛包の再生時（成長期）にはこのメラノサイト幹細胞が分化・増殖を開始し，胎児期の表皮内を移動するメラノブラストのように毛球部まで移動する．毛包外の表皮に成熟したメラノサイトが分布しているヒトにおいても，傷害や疾患で失われたメラノサイトは毛包のメラノサイト幹細胞がリザーバーとなって回復すると考えられている（図2）．

b）毛包でのメラノサイト幹細胞の維持・分化に関与する分子

メラノサイト幹細胞のニッシェがケラチノサイトであることから，ケラチノサイトが発現・供給している分子のいくつかがメラノサイト幹細胞の維持・分化に使われていると予想される．胎児期のメラノブラストで発現し，限局性白斑症（piebaldism）の原因遺伝子の1つである *Kit* は毛包のメラノサイト（メラノブラスト）にも発現しているが，Kit のリガンド分子としてメラノサイトの Kit を活性化する Kitl（キットリガンド，SCF とよばれることもある）は毛包のケラチノサイトあるいはケラチノサイト幹細胞に発現しており，Kit と Kitl の結合を阻害する抗体 ACK2 を再生中の毛包に投与するとメラノサイトが死滅し白毛化することから[14]，ニッシェを構成する分子の1つと考えられる．同様にその作用を失うとメラノサイトが失われてしまう分子として，EDNRB，BCL2，Notch1，Wnt，TGFβ などが発現していることが明らかにされ，いずれも基本的に受容体がメラノサイト側に，リガンドがケラチノサイト側に発現する．これらのシグナルは直接メラノサイト幹細胞の細胞周期や分裂速度，移動などの様々な性質を制御するほか，下流の MITF，SOX10，Hes1，

NFIB などの転写調節因子を介してメラノサイト幹細胞を制御すると考えられる[15]．

毛包の静止期のメラノサイト幹細胞を単離してその遺伝子発現をみると，細胞の維持に必要なハウスキーピング遺伝子は概ね発現が維持されるが，前述の *Kit*，*EDNRB*，*MITF*，*SOX10* などの発現はほとんど検出されなかった[10]．前の記述と矛盾するようにもみえるが，例えば Kit 分子は抜毛や毛周期の開始などの刺激により新たに発現が始まり，その Kit シグナルがメラノサイト幹細胞の分化・増殖を促進する．抜毛直後に ACK2 を投与すると Kit シグナルが阻害されることでその後再生する毛包からメラノサイトが失われ，白毛になる．この時，メラノサイト幹細胞も自己再生のために増殖するが，それには Kit シグナルは必須ではない．実際，ACK2 投与後再生してきた白毛をもう一度抜毛して（あるいは放置して）再度毛包を再生させると黒毛になることから，実際に毛包のメラノサイト幹細胞の維持・自己再生は Kit シグナル非存在下で行われると予想される[16]．この操作を数回続けても，メラノサイト幹細胞が失われることはない．ただ，*Kit* を含む多くの遺伝子の機能不全は機能を代替する遺伝子の発現により補償されることが知られており（遺伝子補償）[17][18]，遺伝子破壊や機能阻害実験による原因遺伝子の特定には限界もある．毛包のケラチノサイト幹細胞が分泌する Wnt がケラチノサイト幹細胞自身と静止期のメラノサイト幹細胞を同時に活性化することで静止期の毛包のメラノサイトが分化・増殖・移動するということが巧妙な実験から明らかにされており[19]，毛包でのメラノサイト幹細胞の維持・自己再生には当然のことだが細胞周期を調節する分子（BRAF や CRAF キナーゼなど）が必要であることも示されているが，静止期のメラノサイト幹細胞が増殖・分化を開始するメカニズムの全貌，言い換えるとこれまでに述べた様々な分子が関与するネットワークの詳細はわかっていない．

c）メラノサイト幹細胞の老化と白髪

(1) メラノサイト幹細胞と白髪

白髪は疾患ではないが老化現象の一種であり，何らかの原因でメラノサイト幹細胞が枯渇することがその主因とされている[20]．メラノサイトがメラニン顆粒を毛包ケラチノサイトに輸送できなくなるなどの様々な原因も指摘されているが，X線照射や繰り返し抜毛，皮膚の創傷などによる白毛化では最終的に毛包からメラノサイト幹細胞が消失する．白髪やX線照射による白毛化の際，メラノサイト幹細胞は単に消滅するわけではなく，分裂せずにいきなり毛包外へ移動し成熟メラノサイトへ分化し（異所性分化），結果として幹細胞が枯渇することが確認されている[20]（図2）．逆に，UV照射後の表皮メラノサイトの増加時や尋常性白斑症の回復期には毛包のメラノサイト幹細胞が表皮に移動しメラノサイトへ増殖・分化することが観察されている（図2）．毛包にメラノサイト幹細胞がメラノサイト幹細胞はケラチノサイトと同様の長い分裂寿命を持つかは正確にはわかっていないが，ヒトもメラノサイト幹細胞は適切な条件で10回以上分裂するようだ[21]．ただ，ヒトは70歳以上でほとんど白髪になるので，ケラチノサイトや血液細胞のような長い分裂寿命は保障されていないといえる（白髪は致死的ではないのでメラノサイト幹細胞の分裂寿命を個体の寿命に相当するだけ延長するような自然選択が起こらない）．白髪に関するゲノムワイド関連解析（GWAS）でも決定的に重要な関連遺伝子は同定されておらず，老化に伴ってメラノサイト幹細胞あるいはニッシェとなるケラチノサイト幹細胞に蓄積する様々なダメージ（DNAの損傷・突然変異やエピゲノム変化）により，メラノサイト幹細胞の分化能力が阻害され，最終的に自己再生能力を失うことが原因と予想される．

20～30代以前の白髪は早白髪（premature graying of hair）と呼ばれ[22]，多くは遺伝性であり，原理的にはメラノサイト幹細胞の維持・分化，メラノサイトのメラニン合成・輸送などに関わる

すべての遺伝子がその原因となり得る．本特集で解説されている白皮症や尋常性白斑の多くが早白髪の表現系を示すが，メラノサイト幹細胞の維持・分化に直接関係する遺伝子としては*MITF*や*SOX10*（Waardenburg Type Ⅱ症候群），*Kit*（白斑症）などが関与する．先天性角化異常症（dyskeratosis congenita），Hutchnson-Gilford症候群，Werner症候群，Ataxiaは多臓器性の疾患に伴って出現する早白髪ではあるが，細胞老化に関連する遺伝子が原因であることから，メラノサイト幹細胞の分化能力・分裂寿命の低下が背景に存在する可能性がある．

精神的なストレスによる白髪（白毛化）を耳にすることがあるが，実際マウスに辛味成分を投与して痛覚ストレスを与えると白毛が生じる．このとき，毛包に分布する交感神経からストレスに応答して分泌されるノルアドレナリンが毛包の静止期のメラノサイト幹細胞の自己再生を伴わないメラノサイトへの分化を誘導し，加齢に伴う白髪と同様にメラノサイト幹細胞を枯渇させてしまうことがわかった[23]．細胞老化だけが白毛化の原因ではないことは重要だが，メラノサイト幹細胞が枯渇するという点は一致している．

(2) メラノサイト幹細胞の寿命の制御

メラノサイト幹細胞の制御機構が十分解明されていないので，白髪の予防や回復を行うことは困難と予想される．KitのリガンドとしてメラノサイトのKitシグナルを活性化する*Kitl*の遺伝子発現を表皮ケラチノサイトで恒常的に誘導したトランスジェニックマウスは，X線で白毛が誘導されにくくなることから，Kitlはメラノサイト幹細胞の寿命を延長する可能性がある[24]．白髪の治療・改善法に関しては民間療法的なものから毛包を標的にしたリポソームによる遺伝子導入まで様々なものが提案されているが[22]，現状では染毛剤による対症療法に限られる．Kitl以外にもHGFや，転写因子Foxn1の強制発現を介したFGF2の発現など色素細胞を刺激する様々な因子で同様の効果が報告されていることは，メラノサイト幹細胞の細

胞内シグナルを活性化して分裂寿命ないしは残存能力を高めることで白髪を予防ないしは回復（毛包にメラノサイト幹細胞が残存している場合）させる手段の探索がそれほど困難ではないことを示唆し，局所投与あるいは飲用でヒトの白髪の予防効果を発揮する化合物も報告されている[25][26]．

参考文献

1）伊藤祥輔ほか：色素細胞（第2版）．東京，慶應義塾大学出版会，2015．
2）Mort RL, et al：The melanocyte lineage in development and disease. *Development*, **142**：620-632, 2015.
3）Motohashi T, et al：Extended multipotency of neural crest cells and neural crest-derived cells. *Curr Top Dev Biol*, **111**：69-95, 2015.
4）Stolfi A, et al：Migratory neuronal progenitors arise from the neural plate borders in tunicates. *Nature*, **527**：371-374, 2015.
5）Adameyko, et al：Schwann cell precursors from nerve innervtion are a cellular origin of melanocytes in skin. *Cell*, **139**：366-379, 2009.
6）Aoki H, et al：Cooperative and indispensable roles of endothelin 3 and KIT signalings in melanocyte development. *Dev Dyn*, **233**：407-417, 2005.
7）Goding CR, et al：MITF-the first 25years. *Genes Dev*, **33**：983-1007, 2019.
8）Nishimura EK, et al：Melanocyte stem cells：a melanocyte reservoir in hair follicles for hair and skin pigmentation. *Pigment Cell Melanoma Res*, **24**：401-410, 2011.
9）Nishimura EK, et al：dominant role of the niche in melanocyte stem cell fate determination. *Nature*, **416**：854-860, 2002.
10）Osawa M, et al：Molecular characterization of melanocyte stem cells in their niche. *Development*, **132**：5589-5599, 2005.
11）Endou M, et al：Prevention of hair graying by factors that promote the growth and differentiation of melanocytes. *J Dermatol*, **41**：716-723, 2014.
12）Hirobe T：Basic fibroblast growth factor stimulates the sustained proliferation of mouse epidermal melanoblasts in a serum-free medium in the presence of dibutyryl cyclic AMP and kerat-

inocytes. *Development*, **114**：435-445, 1992.
13）Tanimura S, et al：Hair follicle stem cells provide a functional niche for melanocyte stem cells. *Cell Stem Cell*, **8**：177-187, 2011.
14）Nishikawa S, et al：In utero manipulation of coat color formation by a monoclonal anti-c-kit antibody：two distinct waves of c-kit-dependency during melanocyte development *EMBO J*, **10**：2111-2118, 1991.
15）Hirobe T：How are proliferation and differentiation of melanocytes regulated? *Pigment Cell Melanoma Res*, **24**：462-478, 2011.
16）Botchkareva NV, et al：SCF/c-kit signaling is required for for cyclic regeneration of the hair pigmentation unit. *FASEB J*, **15**：645-658, 2001.
17）El-Brolosy MA, et al：Genetic compensation triggered by mutant mRNA degradation. *Nature*, **568**：193-197, 2019.
18）Aoki H, et al：Induced haploinsufficiency of Kit receptor tyrosine kinase impairs brain development. *JCI Insight*, **2**：e94385, 2017.
19）Rabbani P, et al：Coordinated activation of Wnt in epithelial and melanocyte stem cells initiates pigmented hair regeneration. *Cell*, **145**：941-955, 2011.
20）Nishimura EK, et al：Mechanisms of hair graying：incomplete melanocyte stem cell maintenance in the niche. *Science*, **307**：720-724, 2005.
21）Eun-Gyung C, et al：Novel method for isolating human melanoblasts from keratinocyte culture. *Pigment Cell Melanoma Research*, **27**：489-494, 2014.
22）Kumar AB, et al：Premature Graying of Hair：Review with Updates. *Int J Trichology*, **10**：198-203, 2018.
23）Zhang B, et al：Hyperactivation of sympathetic nerves drives depletion of melanocyte stem cells. *Nature*, **577**：676-681, 2020.
24）Aoki H, et al：Protective effect of Kit signaling for melanocyte stem cells against radiation-induced genotoxic stress. *J Invest Dermatol*, **131**：1906-1915, 2011.
25）Taguchi N, et al：Eriodictyon angustifolium extract, but not Eriodictyon californicum extract, reduces human hair greying. *Int J Cosmet Sci*, **42**：336-345, 2020.
26）Taguchi N, et al：Protective Effect of Hydroxygenkwanin against Hair Graying Induced by X-Ray Irradiation and Repetitive Plucking. *JID Innov*, **2**：100121, 2020.

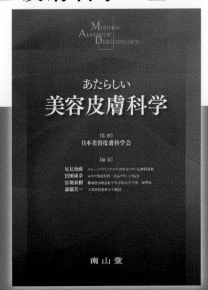

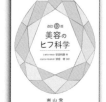

MB Derma, 330：9-18, 2023.

◆特集／色素異常症診療のポイント

メラノソームの生合成

中村光李* 福田光則**

Key words：メラノソーム(melanosome)，メラニン合成酵素(melanogenic enzyme)，リソソーム関連オルガネラ(lysosome-related organelle)，低分子量 G タンパク質 RAB(small GTPase RAB)，小胞輸送(vesicle/membrane traffic)

Abstract メラノソームは，哺乳類の皮膚組織に主に存在するメラノサイト(色素細胞の 1 種)でのみ生成される特殊なオルガネラ(細胞小器官)である．メラノソームはリソソームと共通の性質を持つ酸性のオルガネラ(リソソーム関連オルガネラの 1 種)で，4 つの段階(ステージⅠ〜Ⅳ)を経て成熟し，内部にメラニン色素を貯蔵したラグビーボール状の特有の形態をとる．成熟した黒いメラノソームは，その後メラノサイト内を輸送され，隣接するケラチノサイトや毛母細胞へと受け渡されることで，皮膚や毛髪の暗色化を引き起こす．これらの過程が損なわれると，眼皮膚白皮症などの色素異常を伴う疾患が発症するため，その原因遺伝子産物の解析によりメラノソームの生合成や輸送の基本的な仕組みが明らかになっている．本稿では，メラノソームの生合成に焦点を当て，メラノソームの特殊な形態やメラニン合成に必要な役者について最近の知見を紹介する．

はじめに

メラノサイトのメラノソームは，血小板の濃染顆粒，細胞傷害性 T 細胞の溶菌性顆粒，内皮細胞のワイベル・パラーデ小体などと同じく，リソソームの機能(低 pH，細胞外への内容物の放出など)を一部保持しながら，細胞種特異的な機能を担うようになったオルガネラで，リソソーム関連オルガネラ(lysosome-related organelle：LRO)と呼ばれている[1]．リソソーム関連オルガネラはそれぞれ独特の形態や機能を有し，固有の生合成過程を経ると考えられているが，共通の機構も存在するため，その機構の破綻により複数のリソソーム関連オルガネラに障害がみられることがある[2]．例えば，メラノソームの生合成や輸送に異常がみられる眼皮膚白皮症の患者の一部では，色

素沈着の低下だけでなく，出血傾向や免疫不全の症状を併発することが知られている(眼皮膚白皮症の詳細については，他稿「眼皮膚白皮症」を参照)．

メラノソームはその形態と色素沈着の程度により，4 つのステージ(ステージⅠ〜Ⅳ)に分類され，段階的に成熟することでラグビーボール状の独特な形態のメラノソームが形成される．ステージⅠおよびⅡの未成熟メラノソームはメラニン色素を含まないため透明で，ここに膜タンパク質であるメラニン合成酵素(チロシナーゼなど)があとから小胞輸送により運ばれることで，メラノソーム内でメラニン合成と沈着が進行し，成熟メラノソームが形成される(ステップ ①：メラノソームの成熟)[3]．成熟したステージⅣのメラノソームは，細胞骨格である微小管やアクチン線維に沿って細胞辺縁部まで輸送され(ステップ ②：細胞骨格上のメラノソーム輸送)，樹状突起から隣接しているケラチノサイト(あるいは毛母細胞)へと受け渡される(ステップ ③：メラノソームのケラチノサイ

* Hikari NAKAMURA, 〒980-8578 仙台市青葉区荒巻字青葉 6-3 東北大学大学院生命科学研究科膜輸送機構解析分野
** Mitsunori FUKUDA, 同, 教授

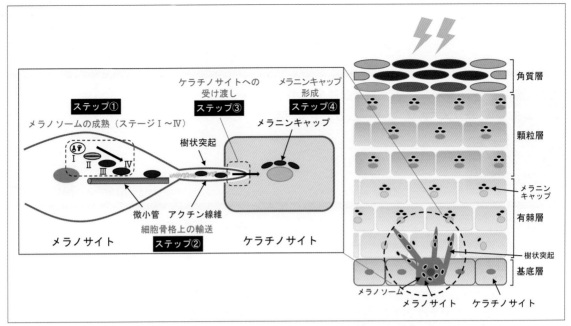

図 1. 皮膚の暗色化におけるメラノソームの生合成・輸送の仕組み

メラノソームは表皮の 4 つの細胞層(角質層,顆粒層,有棘層,基底層)のうち,基底層にのみ存在するメラノサイトで 4 つのステージ(Ⅰ～Ⅳ)を経て段階的に形成される(ステップ ①).成熟したステージⅣのメラノソームは,メラノサイト内の細胞骨格(微小管とアクチン線維)に沿って細胞辺縁部へと輸送される(ステップ ②).細胞膜まで輸送されたメラノソームは樹状突起から隣接するケラチノサイトへと受け渡される(ステップ ③).受け渡されたメラノソームは,ケラチノサイトの核の上部を覆い(メラニンキャップの形成,ステップ ④),紫外線などの外部刺激から細胞核(DNA)を守る役割を担う.

トへの受け渡し).その後,メラノソームはケラチノサイトの核上部を覆い,紫外線などの外部刺激から核を守るメラニンキャップとしての役割を果たす(ステップ ④:メラニンキャップの形成)(図 1)[3].したがって,メラノソームが正常に機能を果たすためには,非常に緻密で複雑なメラノソームの生合成と輸送の制御が不可欠である.

本稿では,メラノソームの生合成に焦点を当て,メラニン合成や沈着に必要な場の形成やメラニン合成酵素の輸送制御という観点から,最近の知見を紹介する.また,メラノソームの生合成の異常に起因する眼皮膚白皮症との関連性についても,合わせて紹介したい.

形態学的に見たメラノソームの生合成

メラノソームは,初期エンドソーム由来の膜にゴルジ体で形成された小胞がエンドソームを経由して運ばれることで,未成熟メラノソームから成熟メラノソームが生成される.メラノソームは段階的に形成・成熟すると考えられており,電子顕微鏡による観察から形態学的に大きく 4 つのステージに分類されている(ステージⅠ～Ⅳ)(図 2).ステージⅠのメラノソームは,内腔小胞(intraluminal vesicle:ILV)を含んだ初期エンドソームで,この内腔小胞にメラニン色素が沈着するための足場となるプレメラノソームタンパク質(pre-melanosome protein:PMEL,PMEL17 や gp100 とも呼ばれる)が取り込まれた状態である[4].PMEL はメラノサイトでのみ発現する構造タンパク質で,β-セクレターゼ(beta site APP cleaving enzyme 2:BACE2)の作用によって断片化され,その断片が重合することでメラノソームの内部でアミロイド様の線維を形成する[5].形成された PMEL 線維は将来的にメラニン色素沈着の足場となり,メラノソームがラグビーボールのような楕円形の構造をとる(ステージⅡ・メラノソー

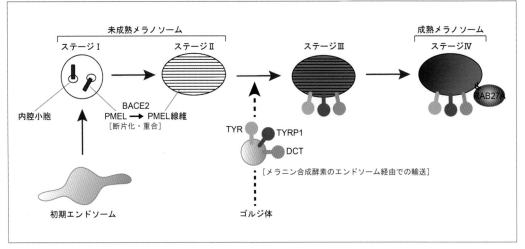

図 2. メラノソームの段階的な形成

メラノソームはその形態からステージⅠ〜Ⅳの4つの段階に分類されている．ステージⅠのメラノソームは内腔小胞を含み，ここにPMELと呼ばれる構造タンパク質が取り込まれる．ステージⅡのメラノソームでは，PMELがBACE2の作用で断片化し，重合することでメラニン色素沈着の足場となるアミロイド状の線維を形成する（ここまでが透明な未成熟メラノソームである）．このステージⅡ・メラノソームにメラニン合成酵素（TYR，TYRP1，DCT）を含む小胞がゴルジ体からエンドソーム経由で輸送されることで，メラニン色素の合成が始まり，メラノソームが成熟していく．この成熟過程がステージⅢで，メラノソーム内のPMEL線維が見えなくなるほどメラニン色素が黒く沈着した状態が，ステージⅣの成熟メラノソームである．なお，成熟メラノソーム上には，細胞骨格に沿ったメラノソーム輸送に必要なカーゴレセプターとしてRAB27Aが特異的に局在する．

ム）．ステージⅠやⅡのメラノソームは，まだメラニン色素が沈着しておらず，光学顕微鏡で観察しても透明に見えるため，これらは総称して未成熟メラノソームあるいはプレメラノソームと呼ばれている．ここにメラニン合成酵素であるチロシナーゼ（tyrosinase：TYR），チロシナーゼ関連タンパク質1（tyrosinase-related protein 1：TYRP1），ドーパクロムトートメラーゼ（dopachrome tautomerase：DCT，TYRP2とも呼ばれる）が輸送され，PMEL線維へのメラニン色素の沈着が始まる（ステージⅢ・メラノソーム）．メラニン合成酵素は膜タンパク質であるため，小胞体で膜に挿入されたのち，ゴルジ体で適切な糖鎖修飾を受け，小胞に包まれた形でエンドソームを経由してステージⅡのメラノソームへと輸送される必要がある（正確には，メラニン合成酵素を含む輸送小胞とステージⅡのメラノソームの膜が融合）．その後，メラニン色素の沈着が進行し，メラノソーム内のアミロイド状のPMEL線維が見えなくなるほど

黒くなった状態がステージⅣの成熟メラノソームである．メラノソームが成熟すると，メラノソームの輸送に必要な因子，例えば低分子量Gタンパク質RABファミリーの一種RAB27A（成熟メラノソームマーカー）などがメラノソーム上にリクルートされてくる[6]．メラノソームの細胞内輸送やケラチノサイトへの転送の分子機構の詳細に関しては本稿では取り扱わないが，興味のある方は文献7や8を参照されたい．

分子レベルで見たメラノソームの生合成

メラノソームはメラニン色素を合成・貯蔵するという特殊な役割を果たすため，その生合成には下記に述べる一群のタンパク質の働きが必要不可欠である．1. メラニン色素が沈着する線維の形成に関わるタンパク質（ステージⅡ），2. メラニン合成酵素とその輸送に関わるタンパク質（ステージⅢ），および3. メラニン色素の合成に必要な分子をメラノソーム内に取り込むトランスポーターや

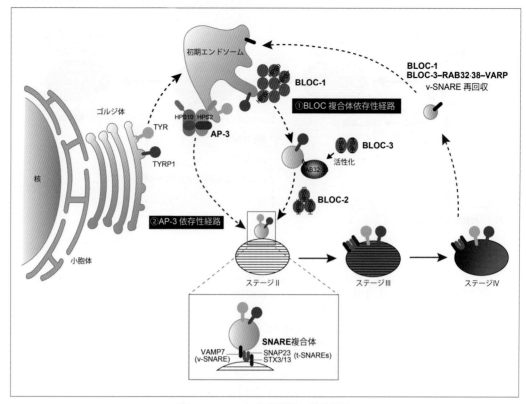

図 3. メラニン合成酵素の輸送経路

メラノソーム内でのメラニン色素の合成・沈着には，メラニン合成酵素である TYR や TYRP1 の輸送が必要不可欠である．これらの輸送には，エンドソームを介した ① BLOC 複合体に依存する輸送経路と ② AP-3 に依存する輸送経路の 2 種類が存在すると考えられている．① は，主に初期エンドソームに局在する BLOC-1 とその下流で機能する BLOC-3 のターゲットである RAB32・RAB38 や BLOC-2 による TYRP1 の輸送経路を示している．② は，AP-3 によって TYR が輸送される経路を示している．2 つの経路に関与する多くの分子が，HPS の原因遺伝子産物(HPS1-10)として同定されている．2 つの経路で輸送されてきた小胞は，最終的に SNARE 複合体の機能により未成熟メラノソームと融合することで，メラニン合成酵素が受け渡される．なお，役割を終えた v-SNARE タンパク質の再回収には，BLOC-1 や BLOC-3-RAB32・RAB38-VARP の経路が関与することが報告されている．

メラノソーム内部の pH などのイオン環境を調節するチャネルやポンプなどがメラノソームの生合成に重要であり[3]，ここではその代表的なものを紹介する．

1．PMEL 線維の形成に関わるタンパク質

ステージ Ⅰ のメラノソームでは，PMEL が内腔小胞へとソートされるが，この過程にはテトラスパニン(4 回膜貫通型のタンパク質ファミリー)の 1 種である CD63 が関与している．また，BACE2 によって断片化された PMEL は，アポリポタンパク質 E(apolipoprotein E：APOE)の調節を受けることで，アミロイド状の線維構造をメラノソーム内に形成する[9]．このアミロイド状線維がさらに重合し，メラニン色素の沈着の足場となるステージ Ⅱ の未成熟メラノソームが形成される．

2．メラニン合成酵素とその輸送に関わるタンパク質

上記 1 で形成された PMEL 線維を含む未成熟メラノソームに，3 種類のメラニン合成酵素(TYR，TYRP1，DCT)があとから小胞輸送を介して運ばれてくることで，メラニン色素の合成が開始する(詳細なメラニン色素の合成経路やこれらの酵素の触媒箇所については，文献 10 を参照されたい)．これらのメラニン合成酵素は，いずれも Ⅰ 型の膜

タンパク質で互いに相同性を有し，内腔側の大きなN末端ドメインと膜貫通ドメインを挟んで細胞質側の短いC末端領域を持つ．また，TYRP1やDCTは酵素活性以外にも，TYRとの共発現によりTYRタンパク質を安定化させ，色素沈着を促進する作用を持つことが報告されている[11].

現在，TYRやTYRP1の輸送には，エンドソームを介した2種類の経路が存在すると考えられており，それぞれ ① リソソーム関連オルガネラ生合成複合体1-3(biogenesis of lysosome-related organelles complex-1〜3：BLOC-1〜3)と ② アダプタータンパク質複合体(adaptor protein complex 3：AP-3)の関与が報告されている(**図3**)[3]. 興味深いことに，これらの輸送制御因子の多くは後述する眼皮膚白皮症(特に，ヘルマンスキー・パドラック症候群(Hermansky-Pudlak syndrome：HPS))やそのモデル動物の原因遺伝子産物となっている．BLOC-1は，8つの異なるサブユニット(BLOS1, BLOS2, BLOS3, cappuccino/BLOC1S4, muted/BLOC1S5, pallidin/BLOC1S6, snapin/BLOC1S7, dysbindin/DTNBP(dystrobrevin binding protein 1)/BLOC1S8)からなるタンパク質複合体で，主に初期エンドソームに局在し，TYRP1の輸送を制御することが知られているが，その詳細な機能は実はまだよくわかっていない．一方，BLOC-1と3つのサブユニットを共有するBLOC-1関連複合体(BLOC-1-related complex：BORC＝BLOS1, BLOS2, KXD1, myrlysin, lyspersin, MEF2BNB/BORCS8, snapin/BLOC1S7, diaskedin)は，ARL8(ARFファミリーの低分子量Gタンパク質)を活性化することでリソソームの細胞内局在を制御することが報告されていることから[12]，BLOC-1が小胞輸送を制御するRABやARFの活性化因子(グアニンヌクレオチド交換因子，guanine nucleotide exchange factor：GEF)として機能する可能性が十分に考えられる．今後の研究の進展を待ちたい．BLOC-2は3つのサブユニット(HPS3/BLOC2S1, HPS5/BLOC2S2, HPS6/BLOC2S3)からなるタンパク質複合体で，後述するRAB32・RAB38やシンタキシン13(syntaxin-13：STX13)が関与する経路で機能することが知られているが，詳細な分子機構は明らかになっていない．

3つのBLOC複合体のうち，最も機能解析が進んでいる(唯一，真の機能がわかっている)のがBLOC-3である．BLOC-3はHPS1/BLOC3S1とHPS4/BLOC3S2のヘテロダイマーで，RAB32とその近縁のRAB38の活性化因子として機能し，GDP型(不活性化型)のRAB32・RAB38をGTP型(活性化型)へと変換し，メラニン合成酵素を含む小胞上へリクルートさせる(**図4**)．活性化型のRAB32・RAB38はVARPと呼ばれるエフェクター分子と複合体を形成し，3つのメラニン合成酵素の未成熟メラノソームへの輸送を促進する[3]. その後，RAB32・RAB38はRUTBC1という不活性化因子(GTPアーゼ活性化タンパク質，GTPase-activating protein：GAP)の作用により不活性化される．BLOC-3-RAB32・RAB38-VARP-RUTBC1の経路を阻害(ノックダウン)すると，メラニン合成酵素の未成熟メラノソームへの輸送が阻害され，正しく輸送されなかったメラニン合成酵素は分解され，結果的にメラニン色素の合成も阻害されることが明らかになっている．

TYRの輸送は主にAP-3の経路で輸送されると考えられているが，BLOC複合体との関連性も指摘されており，2つの経路を相互に乗り換えて輸送されている可能性も十分にあると考えられる．今後，この点に着目した研究が進展することを期待したい．

上記の分子によって輸送されてきたメラニン合成酵素を含む小胞は，最終的に未成熟メラノソームの膜と融合することで，メラニン合成酵素が未成熟メラノソームに受け渡される．この膜融合を制御するのが普遍的な膜の融合装置・スネア複合体(soluble NSF attachment protein receptor complex：SNARE complex)である．メラニン合成酵素を含む小胞上には小胞-SNARE(vesicle-SNARE：v-SNARE)の一種であるVAMP7(vesi-

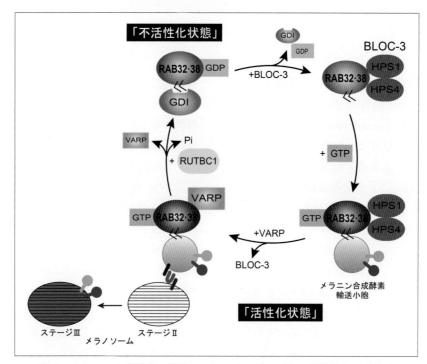

図 4. メラニン合成酵素の輸送における RAB32・38 の活性化と不活性化

RAB は RAS スーパーファミリーに属する低分子量 G タンパク質で，GDP を結合した不活性化型と GTP を結合した活性化型をサイクルすることで，小胞輸送を制御するスイッチ分子である．GDP 型（不活性化型）の RAB32・38（左上）は上流活性化因子（GEF）である BLOC-3（HPS1－HPS4）によって（右上），GTP 型（活性化型）へと変換され，メラニン合成酵素を含む輸送小胞上へとリクルートする（右下）．活性化型の RAB32・38 は特異的なエフェクター分子である VARP と結合することによって，メラニン合成酵素をステージⅡの未成熟メラノソームへと輸送する（左下）．その後，GTP アーゼ活性化タンパク質である RUTBC1 の作用により RAB32・38 は不活性され，GDP 型の RAB32・38 は GDP 解離阻害因子（GDP dissociation inhibitor：GDI）によって膜から引き抜かれる．RAB32・38 は GDI と結合した状態で細胞質ゾルに存在し，次のラウンドの BOLC-3 による活性化に備える．

cle-associated membrane protein 7）が存在し，融合先のターゲットとなる未成熟メラノソーム上には 2 種類のターゲット-SNARE（target-SNARE：t-SNARE），SNAP23（synaptosomal-associated protein of 23 kDa）およびシンタキシン 3（STX3）あるいは STX13 が存在する．これらの SNARE タンパク質が α ヘリックスからなる強固な束を形成することで膜融合が起こり，未成熟メラノソームにメラニン合成酵素が受け渡される[13]．また，融合後のメラノソーム上の v-SNARE タンパク質の再回収には，BLOC-1 や BLOC-3-RAB32・RAB38-VARP の経路が関与することが報告されている．さらに，pallidin/

BLOC1S6 は STX13 とも相互作用することが知られており，BLOC-1 依存的な STX13 の輸送への関与も示唆されている．

3．メラノソームの生合成に関わるトランスポーターやチャネルなど

以上述べてきたステージⅡ・メラノソームの PMEL 線維形成に関わるタンパク質，メラニン合成酵素やその輸送タンパク質に加えて，メラノソーム内にメラニン合成に必要な分子を取り込むトランスポーターやメラノソーム内腔の pH などのイオン環境を調節するチャネルなどのメラノソーム成熟における重要性が明らかになってきている．例えば，TYR の酵素活性には活性中心に銅

イオンが不可欠であり，その取り込みには ATP7A という銅イオントランスポーターが関与する[14]．また，ATP7A のメラノソーム局在は BLOC-1 に依存することも知られている．なお，最近の研究から，TYRP1 の活性中心には亜鉛イオンが配位しており，メラノソーム成熟における亜鉛イオントランスポーターの重要性も示唆されている．詳細な機構に関しては，今後のさらなる研究の進展を待ちたい．

メラノソームの膜上に存在する他のトランスポーターとしては，眼皮膚白皮症(oculocutaneous albinism：OCA)2 型，4 型および 6 型の原因遺伝子産物である OCA2(別名：P)，solute carrier family 45 member 2(SLC45A2，別名：MATP/OCA4)および SLC45A5(別名：OCA6)が知られている．メラノソームの内腔は H^+ ポンプ(V-ATPase)の作用により酸性化されているが，TYR は pH6 以下では活性を示さないため，OCA2 や SLC45A2 がメラノソーム内腔の pH を調整(OCA2 は Cl^- の流出，SLC45A2 は H^+ の放出を促進)することで，TYR の活性制御に関与している．また，SLC24A5 は Na^+ と細胞内の Ca^{2+} を交換するカリウム依存性 Na^+/Ca^{2+} 交換器(K$^+$-dependent Na$^+$-Ca^{2+} exchangers：NCKX)で，細胞内の Ca^{2+} 濃度を調節することで間接的にメラノソーム内腔の pH 調節に寄与している．さらに，MFSD12(major facilitator superfamily domain containing 12)というトランスポーターは，シスチン(システインが 2 つ結合したアミノ酸)のメラノソームへの取り込みに関与する．シスチンはフェオメラニンの前駆体形成に必要なため，MFSD12 を欠損させるとユーメラニン合成へとシフトし，ヒトやマウスではより濃い色素沈着を引き起こすことが知られている[15]．

ステージ III および IV のメラノソーム膜上に主に局在する two-pore channel 2(TPC2)は，Na^+ や Ca^{2+} などの陽イオンを通すチャネルと考えられており，メラノソーム内腔のイオン環境の調節に関与する．TPC2 の発現を抑制するとメラノソーム内腔の pH が上昇し，色素沈着が促進することが知られているが，その詳細な機構は明らかになっていない．他に，メラノソーム内のイオン環境を調節する分子として，眼白皮症 1 型の原因遺伝子産物である OA1(ocular albinism 1)が存在する．OA1 は，メラノソームの生合成に重要な G タンパク質共役型受容体(G protein-coupled receptor：GPCR)で，メラノソームのイオンチャネルに作用することで，間接的にメラノソーム内のイオン環境の制御に関与している．

メラノソームの生合成に関わる代表的な分子と眼皮膚白皮症との関連性

メラノソームの生合成には，構造タンパク質，酵素，トランスポーター，チャネルなど様々なタンパク質が関与しており，これらの機能欠損(遺伝子変異)により眼皮膚白皮症などの遺伝性疾患が起こることがよく知られている．そこで最後に，メラノソームの生合成過程の破綻，特に「輸送障害」により発症する症候型の眼皮膚白皮症とそのモデルマウス(白い毛色のコートカラー変異体)について原因遺伝子を交えて紹介する[2]．なお，個々の眼皮膚白皮症の症状などについては，他稿「眼皮膚白皮症」を参照して欲しい．

症候型の眼皮膚白皮症の代表的な疾患であるヘルマンスキー・パドラック症候群(HPS)は，出血傾向を伴う眼皮膚白皮症(出生時から皮膚，毛髪，眼の色が薄い)で，場合によっては肺線維症なども併発する常染色体劣性遺伝性疾患である．HPS にはこれまで 10 種類の症候型(HPS1 型〜HPS10 型)とそれに対応するモデルマウスが知られており，それぞれ特定の遺伝子の変異や欠損により定義されている．前項でも一部記載した通り，これらの原因遺伝子産物はいずれもメラニン合成酵素の輸送を制御するだけでなく，同じリソソーム関連オルガネラである血小板の濃染顆粒の内容物放出にも関与している．このため，これらの遺伝子の欠損により，色素異常と出血傾向という症状を共通して呈することになる．なお，肺線維症など

表 1. メラニン合成酵素の輸送に関わるタンパク質複合体とその遺伝子変異による HPS 型とモデルマウス

複合体	サブユニット	HPS 症候型	モデルマウス	備考
BLOC-1	BLOS1 BLOS2 BLOS3 BLOC1S4/cappuccino BLOC1S5/muted BLOC1S6/pallidin BLOC1S7/snapin DTNBP/dysbindin	HPS8 HPS9 HPS7	reduced pigmentation cappuccino muted pallid sandy	リソソームの輸送に関わる ARL8 の活性化因子として機能する BORC と 3 つのサブユニット（BLOS1，BLOS2，BLOC1S7）を共有
BLOC-2	HPS3/BLOC2S1 HPS5/BLOC2S2 HPS6/BLOC2S3	HPS3 HPS5 HPS6	cocoa ruby eye-2 ruby eye	
BLOC-3	HPS1/BLOC3S1 HPS4/BLOC3S2	HPS1 HPS4	pale ear light ear	RAB32・RAB38 の活性化因子
BLOC-3 ターゲット	RAB32 RAB38		chocolate	GTP 型の時に VARP と結合して機能，DKO マウスでも HPS 様の症状
AP-3	AP3B1/β3A AP3D1/δ	HPS2 HPS10	pearl mocha	AP3S1/σ3，AP3M1/μ3 とヘテロテトラマーを形成
VPS-C	VPS33A		buff	VPS11，VPS16 と複合体を形成
RABGGT II	RABGGTA		gunmetal	β サブユニットと結合して RAB を脂質化修飾

各 HPS に固有にみられる症状については，それぞれの原因遺伝子産物が組織特異的なリソソーム関連オルガネラの生合成や輸送にも関与するためと考えられる．興味深いことに，これらの原因遺伝子産物の多くは複合体を形成しており，少なくとも 4 つのグループに分類することができる（**表1**）[2]．以下，これらの複合体の構成や役割について，グループごとに解説する．

1．BLOC-1 複合体

8 つのサブユニットからなる BLOC-1 のうち，dysbindin/DTNBP/BLOC1S8，BLOS3，pallidin/BLOC1S6 の欠損により HPS7，HPS8，HPS9 が発症することが知られている．また，BLOC-1 を欠損する HPS モデルマウスは 5 つ知られており，このうち Cappuccino/BLOC1S4 と muted/BLOC1S5 については対応するヒトの遺伝子変異はみつかっていない．HPS7〜9 は BLOC-1 欠乏症とも呼ばれ，免疫学的および肺機能への影響がないこと，皮膚および髪の毛での明らかな色素沈着の低下がみられていないことから，比較的軽度の HPS 疾患とされている．一方，そのモデルマウスは，HPS モデルのなかでは最も重篤な色素沈着の低下がみられる．

2．BLOC-2 複合体

3 つのサブユニットからなる BLOC-2 では，いずれのサブユニットの機能欠損によっても BLOC-2 欠乏症とも呼ばれる HPS（HPS3，HPS5，HPS6）が発症し，対応する 3 つのモデルマウス（cocoa，ruby eye-2，ruby eye）が知られている．1 つのサブユニットの欠損により，ほかのサブユニットのタンパク質量も減少することから，トリマーで機能すると考えられるが，その正確な機能は明らかになっていない．BLOC-2 変異体マウスは，BLOC-1 変異体マウスほど色素沈着は低下していないが，脈絡膜にメラノソームが異常に集積（BLOC-2 に特有）していることが明らかになっている．

3．BLOC-3 複合体

HPS1/BLOC3S1 と HPS4/BLOC3S2 のヘテロダイマーからなる BLOC-3 では，どちらの欠損でも BLOC-3 欠乏症が引き起こされる．BLOC-3 は RAB32・RAB38 の上流活性化因子として機能するため，BLOC-3 の欠損マウスだけでなく，RAB38 を欠損する chocolate マウスや RAB32・RAB38 のダブルノックアウト（DKO）マウスでも，色素異常や出血傾向などの HPS 様の症状がみ

られる．一方，ヒトでは RAB32 あるいは RAB38 に変異のある HPS 患者はこれまでみつかっていない．

4．AP-3 複合体

AP-3 はヘテロテトラマーからなるアダプター複合体（AP3B1/β3A/HPS2，AP3D1/δ/HPS10，AP3S1/σ3，AP3M1/μ3）で，積み荷となる膜貫通タンパク質（例えば，TYR）の選別・輸送に関与すると考えられている．このうち AP3B1 と AP3D1 の欠損により HPS2（モデルマウス：*pearl*）と HPS10（モデルマウス：*mocha*）が発症することが知られている．

5．その他

HPS のモデルマウスは現在 15 種類が知られており，その大部分で対応するヒト HPS 患者の遺伝子変異や欠損がみつかっている（**表 1**）．しかし，VPS-C 複合体（あるいは homotypic fusion and vacuole protein sorting：HOPS 複合体）のサブユニットの 1 つ VPS33A を欠損する *buff* マウスや Rab ゲラニルゲラニルトランスフェラーゼ II（RAB geranylgeranyl transferase II：GGT II）の α サブユニットを欠損する *gunmetal* マウスでは，HPS 様の症状を示すにもかかわらず，HPS 患者で対応する遺伝子変異や欠損はみつかっていない．興味深いことに，ヒトの VPS33A はリソソーム病の一種であるムコ多糖プラス症候群（mucopolysaccharidosis-plus syndrome：MPSPS）の原因遺伝子産物として同定されている．このような症状の違いから，ヒトとマウスではメラノソームの生合成の制御機構に違いがある可能性が示唆されるが，詳細は明らかではなく，今後のさらなる解析が必要である．

おわりに

本稿では，メラノソームの生合成に焦点を当て，メラノソームの特殊な形態やその生合成に関わる酵素，トランスポーター，イオンチャネル，細胞内輸送を制御するタンパク質などを紹介するとともに，メラニン合成酵素の輸送障害に起因す る眼皮膚白皮症・HPS との関連性について最近の知見をまとめた．メラノソームの生合成において，メラニン合成酵素が正しく目的の未成熟メラノソームに輸送されなければ，メラニン合成酵素を含む小胞はリソソームで分解されるか，あるいはそれ自体がユビキチン-プロテアソーム系で速やかに分解される．このため，メラノソーム内でメラニン色素の沈着が起こらず，メラノソームの成熟不全により，結果的に HPS などの色素異常を伴う遺伝性疾患が引き起こされる．HPS などの原因遺伝子産物の解析から，メラニン合成酵素の輸送に必須の複数のタンパク質複合体（**表 1**）が同定され，メラニン合成酵素の輸送に関わる 2 種類の経路，① BLOC 複合体に依存する経路と ② AP-3 に依存する経路の存在が明らかになっている．しかし，最近の研究により AP-3 が BLOC 複合体と相互作用しながらメラニン合成酵素を輸送している可能性も示唆され，メラニン合成酵素輸送の分子機構は複雑さを増し，理解が困難になっているのが現状である．今後，BLOC-1 や BLOC-2，HPS 症状を示すモデルマウスの原因遺伝子産物のメラニン合成酵素の輸送における「真の機能」を解明することが，今後の課題であろう．また，各タンパク質複合体の機能的相互作用の詳細の解明も必要である．将来的に，これらの輸送制御因子をターゲットとした薬剤・化合物のスクリーニングが進めば，メラニン合成酵素の輸送レベルでの人為的制御，ひいては眼皮膚白皮症や過剰な色素沈着の予防・治療に発展する可能性も秘めている．今後のさらなる研究の発展に期待したい．

文 献

1) Delevoye C, et al：Lysosome-related organelles as functional adaptations of the endolysosomal system. *Curr Opin Cell Biol*, **59**：147-158, 2019.
2) Bowman SL, et al：The road to lysosome-related organelles：Insights from Hermansky-Pudlak syndrome and other rare diseases. *Traffic*, **20**：404-435, 2019.

3) Ohbayashi N, et al：Recent advances in understanding the molecular basis of melanogenesis in melanocytes. *F1000 Res*, **9**：F1000 Faculty Rev-608, 2020.

4) Raposo G, et al：Melanosomes-dark organelles enlighten endosomal membrane transport. *Nat Rev Mol Cell Biol*, **8**：786-797, 2007.

5) Rochin L, et al：BACE2 processes PMEL to form the melanosome amyloid matrix in pigment cells. *Proc Natl Acad Sci USA*, **110**：10658-10663, 2013.

6) Fukuda M：Rab27 effectors, pleiotropic regulators in secretory pathways. *Traffic*, **14**：949-963, 2013.

7) 石田森衛ほか：メラノソームの形成・成熟・輸送の仕組み. 顕微鏡, **48**(1)：26-32, 2013.

8) Tadokoro R, et al：Intercellular transfer of organelles during body pigmentation. *Curr Opin Genet Dev*, **45**：132-138, 2017.

9) Niel G, et al：Apolipoprotein E regulates amyloid formation within endosomes of pigment cells.

Cell Rep, **13**：43-51, 2015.

10) 若松一雅ほか：メラニンの構造とその機能. 色素細胞第2版（伊藤祥輔ほか編）, 慶應義塾大学出版会, pp. 127-145, 2015.

11) Lavinda O, et al：Biophysical compatibility of a heterotrimeric tyrosinase-TYRRP1-TYRP2 metalloenzyme complex. *Front Pharmacol*, **12**：602206, 2021.

12) Pu J, et al：BORC, a multisubunit complex that regulates lysosome positioning. *Dev Cell*, **33**：176-188, 2015.

13) Ohbayashi N, et al：SNARE dynamics during melanosome maturation. *Biochem Soc Trans*, **46**：911-917, 2018.

14) Setty SRG, et al：Cell-specific ATP7A transport sustains copper-dependent tyrosinase activity in melanosomes. *Nature*, **454**：1142-1146, 2008.

15) Adelmann C, et al：MFSD12 mediates the import of cysteine into melanosomes and lysosomes. *Nature*, **588**：699-704, 2020.

MB Derma, 330：19-27, 2023.

◆特集／色素異常症診療のポイント

健常人の皮膚色

阿部優子*

Key words：皮膚色(skin pigmentation)，ビタミン D-葉酸仮説(the vitamin D-folate hypothesis)，ゲノムワイド関連解析(genome-wide association study)，*OCA2* 遺伝子(OCA2 gene)

Abstract ヒトの皮膚色は主にメラニンによって決定される．ヨーロッパ人の薄い肌の色とアフリカ人の濃い肌の色の違いは何が決めているのか．緯度による紫外線量と皮膚色との相関が知られる．紫外線はビタミン D の合成や葉酸の光分解に関わることで，生殖に影響する．よって進化においては大きな選択圧となったと推定されている．また近年，モデル動物やアルビノなどの色素異常症の研究，さらにはゲノムワイド関連解析により皮膚色多様性を生むいくつかの候補遺伝子が同定されてきている．ただし皮膚色は，比較的大きく寄与する遺伝子，影響力の小さい遺伝子などが複雑に組み合わさって構成されている．では比較的均一とされる日本人の皮膚色の多様性を決定するのは何か．我々は皮膚色を数値化(メラニンインデックス)し，遺伝学的因子との関連を解析した．そして *OCA2* 遺伝子が日本人皮膚色のバリエーションに大きく関わることを明らかにした．

はじめに

　最近，多様性を尊重しようという機運が高まっている．ヒトにおいて多様性を認識した最初は，おそらく皮膚色の違いだったのではなかろうか(図1)[1]．皮膚色は視覚的に認識できる最も明瞭な表現型であり，その違いを生むものが何であるかについては長年関心が持たれ，研究されてきた．いまだにすべてが明らかになったわけではないが，現在は皮膚色変化の進化と遺伝学的な因子からの研究が盛んである．

　また法医学分野では，残された血液，唾液，皮膚細胞からの DNA 採取により，皮膚色などの外見の特徴を予測することで，犯罪捜査にも貢献できると期待されている分野でもある．

　本稿では健常人の皮膚色について，ヒトの進化の歴史を織り交ぜながら，その多様性を生む遺伝学的な因子について解説する．

* Yuko ABE，〒990-9585 山形市飯田西 2-2-2
　山形大学医学部皮膚科学講座，講師

皮膚色決定因子　メラニン

　ヒトの皮膚の色を決める要素としては，メラニンとカロチン，そしてヘモグロビンといった色素がある．そのなかで，健康なヒトの皮膚色を決定する最大の因子は，皮膚の表皮基底層にあるメラノサイトが作りだすメラニンの種類と総量である．メラノサイトの細胞数は皮膚色に関わらず基本的に一定である．皮膚色の違いは，メラノサイトが周囲のケラチノサイトに受け渡すメラノソームの大きさや分布の違いによる．作り出されるメラニンはさらに黄色～赤色のフェオメラニンと褐色～黒色のユーメラニンの2種類に分けられる．メラノサイトのなかのメラノソームでは，チロシンがチロシナーゼで酸化され，まずフェオメラニンが作られる．そしてフェオメラニンの合成により細胞内のシステインが欠乏すると，ユーメラニン合成系へスイッチが切り替わる．日本人は，この2種類のメラニンのうちユーメラニンの合成が優位な状態である．

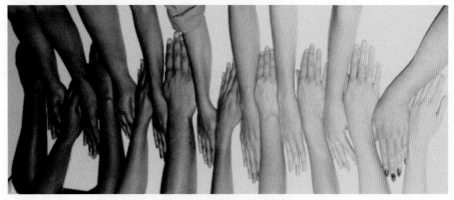

図 1. ヒト皮膚色の多様性
濃い肌の色から薄い肌の色まで皮膚色は多様である.
前腕部における皮膚色の違い.

（文献 1 より引用）

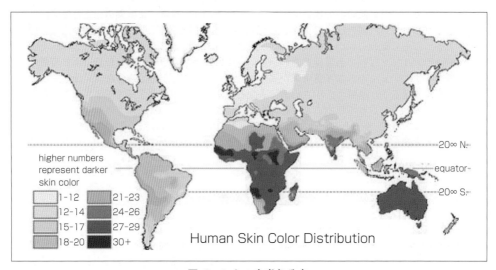

図 2. ヒトの皮膚色分布
肌の色と赤道からの距離には相関がある.

（文献 2 より引用）

皮膚色多様性の分布

　皮膚色は居住地域によって変化する傾向がある. 日差しの強い赤道直下の地域ではより濃い色調の者が多く, 緯度が高くなり赤道から離れるにつれ, 薄くなっていく（**図 2**）[2]. 緯度と紫外線量には相関があり, 濃い皮膚色はメラニンが高濃度で, 紫外線を遮断し, 日焼けや皮膚癌の防御に有利である. よって, 紫外線が皮膚色の変化の最も重要な選択圧として考えられてきた[3].

　しかし皮膚癌が問題になるのは中年期以降であるし, 日焼けも祖先においては生殖に関わる可能性は低く, 紫外線量だけで皮膚色変化における進化の大きな選択圧にはならないと考えられてきている.

人類進化に伴う皮膚色の変化

　およそ 20 万年前, 中央アフリカで現代人の祖先, ホモ・サピエンスが誕生した. 森林生活をしていた類人猿がホモ・サピエンスに進化する過程で, 食料を求めて紫外線の降り注ぐサバンナで暮らし始めた. しかしそこは灼熱の環境で, 体温調節のために体毛を捨てることとなった. 類人猿の地肌は白色調であっただろう. 毛をなくした当初

のホモ・サピエンスは白い肌が露出することとなり，過剰な紫外線の影響から皮膚を保護するため，暗褐色調の肌を獲得したと考えられる．その後，今からおよそ5〜6万年前に出アフリカを果たし，世界各地に広がっていった．このとき赤道直下と比較して，緯度が高く，紫外線量が少ない北方の地域に移動した人類は，今度はビタミンD不足のリスクにさらされることとなった．ビタミンDは食事からの摂取あるいは皮膚で紫外線により合成される．ビタミンDが不足すると，カルシウムの小腸での吸収や骨への吸着が妨げられ，骨がもろくなり「くる病」や「骨軟化症」という著しい骨の変形をきたす．祖先たちにとっては生殖期までの生存を危うくする疾患である．当時は食事でビタミンDを十分に摂取することは難しく，紫外線による皮膚でのビタミンDの代謝は極めて重要だった．濃い皮膚色では皮膚に紫外線が届きにくく，紫外線が弱い環境の北方に向かったヒト祖先は，皮膚を再度白くし，ビタミンD合成に有利となる戦略をとったのであろう．

Jablonski NG らの研究では[3]，NASA の衛星が測定した地球表面の紫外線照射量のデータを用いて，地球の表面を3つのビタミンD合成ゾーンに分けることができるとしている．第1ゾーンは熱帯を含む地域，第2ゾーンは亜熱帯と温帯，最後が緯度45°以上の南北極地付近である．熱帯地域では1年を通じてUVB照射量が十分であり，ヒトは1年中皮膚でビタミンDを合成できる．また亜熱帯・温帯地域では，少なくとも1か月間，UVB照射量が不足する時期があり，さらに極地付近では，年間平均のUVB照射量がビタミンD合成に必要なレベルに達していないと報告している．日本でも年間で1か月はビタミンDが不足する可能性がある．

最近はさらに紫外線によるほかの微量栄養素と皮膚色多様性進化への影響が検討されてきている．特に葉酸は，高紫外線により光分解を受けて欠乏すると，神経管欠損など胎児の発育に影響し，男性不妊の発生率上昇をもたらすため，生殖

プロセスにおいて重要となる．そのためビタミンDと並んで皮膚色形成の進化と関わっているとの説(ビタミンD-葉酸仮説)が有力視されている[3]．ビタミンDは先述のように紫外線UVBにより皮膚で光合成される．一方の葉酸は，紫外線UVAとUVBで光分解される．よって葉酸については赤道付近の熱帯緯度ではより濃い皮膚色への選択圧として作用した可能性がある．ビタミンD-葉酸仮説とは，皮膚色多様性進化は赤道から北極にかけて皮膚色が白くなるのに伴うもの(ビタミンD駆動型)と，赤道に近づくほど皮膚色が黒くなるもの(葉酸駆動型)によるとするものである．

皮膚色形成に関わる遺伝子

ヒトの皮膚色に関わるいくつかの候補遺伝子が，モデル動物やアルビノなどの色素異常症の研究で同定されてきた．

さらに近年は，ゲノムワイド関連解析を用いて皮膚色の多様性に関わる候補遺伝子が同定されてきている(**表1**)[4]．これらのいくつかは，メラニン合成に直接は関わらない．このことからも皮膚色の多様性には多面的な因子が関わっていることが示唆される．また同定されているSNPs(一塩基置換多型)の多くは，非コード領域にあり，遺伝子の発現の調節を介して作用していると考えられる．

ヨーロッパ人における皮膚色と遺伝子

ヨーロッパ人の白い肌の色には *SLC24A5* 遺伝子と *SLC45A2* 遺伝子の関与が大きい[5][6]．アフリカの黒い肌の人とヨーロッパの白い肌の人で比較したところ，特に *SLC24A5* 遺伝子では対立遺伝子頻度が異なる SNPs が複数存在することが判明している．

SLC24A5 遺伝子は膜貫通タンパク質ファミリーの1つで，メラノソームのカルシウム濃度を調節する NCKX5 タンパク質をコードする[5]．この遺伝子はゼブラフィッシュとマウスにおいて皮膚色に関わることが確認されている[5][7]．特に *SLC24A5* の rs1426654 の対立遺伝子(アレルとも

表 1. 皮膚色の多様性に関連する候補遺伝子と遺伝子多型

Gene	Function	SNPs
TYR	Melanogenic enzyme	rs1042602
GMR5(TYR)	Possible regulation of TYR expression	rs10831496
IRF4	Regulation of TYR expression	rs12203592
TYRP1	Melanogenic enzyme	rs115075138
OCA2	Regulation of melanogenesis	rs1800404 rs1800414 rs74653330 rs7495174
HERC2(OCA2)	Regulation of OCA2 expression	rs12913832 rs4932620 rs649721
APBA2(OCA2)	Possible regulation of OCA2 expression	rs442881
SLC24A5	Regulation of melanogenesis	rs1426654
SLC45A2	Regulation of melanogenesis	rs16891982
MC1R	Promotion of eumelanin synthesis	rs1805007 rs42687448
ASIP	MC1R antagonist	rs6058017 rs4911414 rs6059655
KITLG	Regulation of melanocyte migration	rs642742 rs12821256
MFSD12	Possible suppression of melanin content in melanocytes	rs10424065 rs6510760 rs2240751
DDB1/TMEM138	Ultraviolet response and DNA damage repair	rs2513329 rs11230664 rs7948623
OPRM1	Opioid receptor	rs6917661
EGFR	Epidermal growth factor receptor	rs12668421
BEND7/PRPF18	Possible regulation of gene expression	rs6602666
UGT1A	Influence on bilirubin conjugation	rs6742078
BNC2	Possible regulation of expression of pigmentation genes	rs10756819 rs12350739
SMARCA2/VLDLR	Possible regulation of expression of pigmentation genes	rs146831108 rs872257
SNX13	Involvement in intracellular trafficking	rs210015

（文献 4 より引用）

いう）はヨーロッパ人で固定されている[8]. 固定とは集団遺伝学の用語である. ヒトは 2 本ずつ対で染色体を持っている. この染色体上の遺伝子の位置を遺伝子座といい, 同じ遺伝子座に異なる種類の遺伝子（DNA 塩基配列に差が生じた変異体）が存在する. 遺伝学で有名なメンデルのエンドウマメの例でいえば,「シワがある」,「シワがない」に対応する遺伝子が, それぞれの染色体の同じ遺伝子座に存在する. この 2 つの遺伝子は対立遺伝子といわれる. どちらの対立遺伝子がより多く集団内で出現するかどうかは, 環境により自然選択がかかって変化する. 個体がよりうまく生き残るか, あるいはより多く子孫を残すことができる対立遺伝子が, 進化の過程で集団全体に広がる. こ

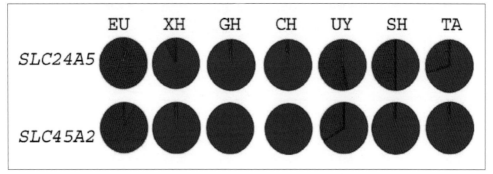

図 3. *SLC24A5* および *SLC45A2* における SNPs 対立遺伝子頻度
それぞれの円は左から，ヨーロッパ人(EU)，南アフリカのコサ人(XH)，ガーナ人
(GH)，中国人(CH)，ウイグル人(UY)，およびシンハラ人(SH)，タミル人(TA)の
対立遺伝子の分布を示す.
祖先の対立遺伝子(*SLC24A5* の 111A および *SLC45A2* の 374L)は青，派生対立遺
伝子(*SLC24A5* の 111T および *SLC45A2* の 374F)は赤で示す.

（文献 8 より引用）

れを対立遺伝子が集団で固定された，という.
ヨーロッパ人の祖先を持たない集団では，ほとん
どこの *SLC24A5* の rs1426654 対立遺伝子は失わ
れている(図 3)[8].

同様のパターンが *SLC45A2* 遺伝子でも認めら
れる(図 3)[8]. *SLC45A2* 遺伝子もマウス，メダカ，
馬などで，皮膚色に関わることが報告されてい
る[9][10].

KITLG 遺伝子はメラノサイトの遊走に関わる
遺伝子である. *SLC24A5* 遺伝子と同様に，皮膚
色の多様性に関わることがトゲウオという魚の
1 種における研究で示されている[11].

ヨーロッパ人で同定されている皮膚色に関わる
ほかの重要な遺伝子に *MC1R* 遺伝子がある[12]. こ
の遺伝子はメラノサイトで発現し，フェオメラニ
ンからユーメラニンへの切り替え調節に関わる.
rs1805007，rs1805008，rs3212357 など多くのバリ
アントが同定されている. *MC1R* 遺伝子は皮膚色
のほかにも，赤毛やそばかすにも関連があること
が知られる.

アフリカ北西沖に浮かぶ 10 の島からなるカー
ボベルデ共和国で行われたアフリカ系ヨーロッパ
人混血集団のゲノムワイド関連解析で，*SLC24A5*，
SLC45A2，*GMR5(TYR)*，*APBA2(OCA2)* の 4
つの遺伝子座の変異(遺伝子多型)が皮膚色のバリ
エーションの 35% を説明することが推定された[13].

また，東部および南部のアフリカ人集団におけ

る研究では，皮膚色のバリエーションの 29% が
SLC24A5，*MFSD12*，*DDB1/TMEM138*，*OCA2/*
HERC2 の 4 つの遺伝子の寄与によることが示さ
れた[14].

皮膚色は 1 つの遺伝子だけで決まるものではな
く，皮膚色に比較的大きく寄与する遺伝子，影響
力の小さい遺伝子が複雑に組み合わさって構成さ
れている.

アジア人，ラテンアメリカ人における 皮膚色と遺伝子

アフリカ人とヨーロッパ人に比べ，アジア人や
ラテンアメリカ人についての研究は少ない.

東アジア人で注目すべきは，*OCA2* 遺伝子と
MC1R 遺伝子の関与である.

OCA2 遺伝子がコードする P タンパク質はメラ
ノソームの膜タンパク質と考えられている. その
機能はまだ不明な点が多いが，メラノソーム内の
pH 調節に関わって，メラニン生成の調節を行っ
ていると考えられている. *OCA2* 遺伝子の
rs1800414 と rs74653330 および *MC1R* 遺伝子の
rs885479 の対立遺伝子は，東アジア人において高
頻度にみられる. 一方，ヨーロッパ人とアフリカ
人ではこの対立遺伝子の頻度は低い. その他の東
アジア人に特有の皮膚色に関わる対立遺伝子は，
TYRP1 遺伝子の rs10809814 と *DCT* 遺伝子の
rs1407995 がある[15].

表 2. 健常日本人における *OCA2* 遺伝子の A481T 変異の頻度

	Heterozygous	Homozygous	Number of allele
白皮症患者	6/40(0.15)	1/40(0.03)	8/80(0.10)
健常ボランティア	20/104(0.19)	2/104(0.02)	24/208(0.12)
Total	26/144(0.18)	3/144(0.02)	32/288(0.11)

（文献 18 より引用改変）

MFSD12 遺伝子がコードする MFDS12 タンパク質の機能はわかっていないが，メラニン合成の抑制に関わることが知られている．この遺伝子の rs2240751 対立遺伝子はネイティブアメリカン家系を多く持つラテンアメリカ人において，白い皮膚色と関連することが報告されている[16]．

これらの研究から，少なくとも部分的には，ヨーロッパ人と東アジア人で異なる遺伝子とそのバリアントが薄い皮膚色，メラニン含有量の減少に関与していることが示され，皮膚色の多様性の理解には，ヨーロッパ人以外の集団でも研究していくことが重要である．

日本人の皮膚色

日本人は国際的には比較的均一な集団といわれているが，日本人のなかにあっても皮膚色には明らかな個体差があり，古来より「色の白いは七難隠す」として色白を珍重してきた．そこで我々は，日本人皮膚色の多様性を決定している遺伝学的因子を明らかにすることを試みた．その結果，眼皮膚白皮症（oculocutaneous albinism：OCA）原因遺伝子の一部の変異がメラニン合成に強い影響を及ぼし，日本人の皮膚色に大きく関わっていることを明らかにした[17]．

健常日本人の皮膚色決定に関わる遺伝子について

これまで我々は遺伝性色素異常症の原因遺伝子の解析を行ってきた．その過程で *OCA2* 遺伝子のA481T（rs74983330）という変異が最も多くみつかった．この変異は以前から知られており，これまでの実験でメラニン合成能が約70％に低下すると報告があった．健常な日本人104人で，*OCA2*遺伝子の A481T 変異の有無を調べたところ，2人がホモ接合（同一の対立遺伝子を持つ）で，20人がヘテロ接合（片方が A481T ではない対立遺伝子を持つ）で変異を持っていることが明らかになった．対立遺伝子頻度は 12％であり，これはアルビノ患者でみられる 10％と同じ頻度だった．つまり，*OCA2* 遺伝子の A481T 変異は病的な変異ではなく，日本人の 5 人に 1 人が持っている変異（病気に関係のないものを「遺伝子多型」と呼ぶ）だった（**表2**）[18]．たまたま医学部の実習で来ていた 3 人のうち，1 人は肌の透き通るように白い者，もう 1 人は色白，3 人目は小麦色の肌の者に協力いただき眼底写真を撮らせてもらったものを**図4**に示す．最も色の白い学生はいわゆるアルビノ眼底で，OCA と診断してもよいような所見だった．次に 3 人の *OCA2* 遺伝子について調べてみると，最も色白な学生は A481T のホモ接合（**図4-a**），中央の色白の学生はヘテロ接合（**図4-b**）であり，小麦肌の学生はワイルドタイプのホモ接合（**図4-c**）だった．このことから OCA の原因遺伝子のなかには，病因にはなっていない，健常人の皮膚色の違いを生んでいる変異（遺伝子多型）があるのではないかとの仮説を立てた．また，フェオメラニンからユーメラニンへの調節因子であり，欧米では白い肌，赤毛，そばかすに関連するとされる *MC1R* 遺伝子についても日本人における遺伝子多型の報告があったので，併せて解析を行うこととした．

対象は 20～63 歳までの色素性病変のない健常日本人女性 456 名，男性 65 名（20～63 歳，平均36.7 歳）主に当大学病院の看護師に協力いただき，唾液を採取させていただいた．皮膚色はコニカミノルタ CM2600d という皮内メラニン量（メラニンインデックス）を非侵襲的に測定できる分光測色計を用いて，あまり日光に当たらない上腕内側を測定した（**図5**）．唾液より DNA を抽出し，これまで日本人で OCA の原因遺伝子として報告されている *TYR*, *OCA2*, *SLC45A2* と *MC1R* の遺伝子多型のうちアミノ酸置換を伴う 12 個につ

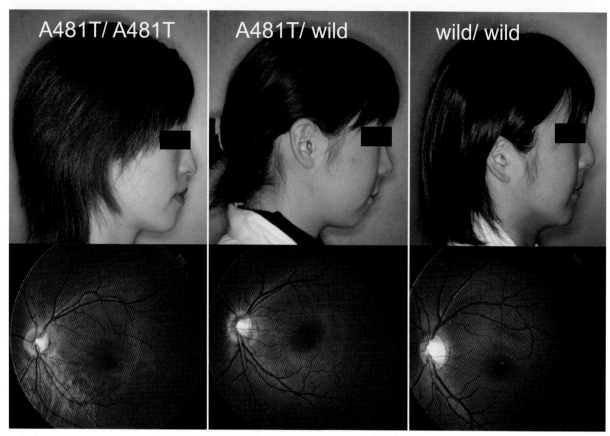

a|b|c

図 4. 日本人の皮膚色の多様性と *OCA2* 遺伝子の多型
左の写真の方は皮膚色が抜けるように白く，右にいくにしたがって，皮膚色
が濃くなっており，眼底も黒っぽくなる．このように日本人間の皮膚色にも
違いがある．

（文献 17 より引用）

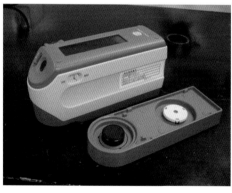

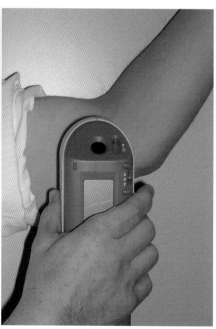

図 5.
分光測色計(コニカミノルタ CM2600d)
日光の影響を受けにくい上腕内側で皮膚色(メ
ラニンインデックス)を測定した．

表 3. 重回帰分析結果

候補遺伝子の遺伝子多型と皮膚色（メラニンインデックス）とのアソシエーションと寄与率を示す．特に寄与率の高いものを濃いピンクで示した．

Variants	rs	Standardized partial regression coefficient（β）	p-value	Correlation Coefficient（r）	contribution
Age		−0.0475	0.277	−0.117	0.00557
Sex		0.160	0.000261	0.167	0.0267
SLC45A2 V507L	rs3733808	0.0191	0.649	0.0199	0.000379
SLC45A2 T500P	rs11568737	0.083	0.0472	0.083	0.00689
SLC45A2 L374G	rs16891982	0.0159	0.703	0.00301	4.79E−05
SLC45A2 E272K	rs26722	0.0587	0.163	0.0667	0.00391
TYR D125Y	rs13312741	−0.0185	0.658	−0.0344	0.000637
OCA2 H615R	rs1800414	0.245	1.00E−07	0.135	0.0330
OCA2 A481T	rs74653330	0.309	2.11E−11	0.218	0.0673
OCA2 T387M	rs150335311	0.117	0.00576	0.0898	0.00105
MC1R R67Q	rs34091486	0.0448	0.284	0.068	0.00305
MC1R V92M	rs2228479	0.0564	0.282	0.0319	0.0018
MC1R I120T	rs33932559	0.0351	0.432	0.0237	0.00083
MC1R R163Q	rs885479	0.0408	0.449	0.0324	0.00132

いてタイピングを行った．そして，メラニンインデックスと各 genotype との相関を重回帰分析にて統計学的に解析した．

その結果，**表 3** に示すように *OCA2* 遺伝子のA481T（rs74653330）と H615R（rs1800414）でメラニン量と統計学的に高度に有意なアソシエーションを認めた（それぞれ p＝2.11×10e-11，p＝1.00×10e-7）．さらに *OCA2* 遺伝子の T387M（rs150335311）p＝0.00576，*SLC45A2* 遺伝子T500P（rs11568737）p＝0.0472，性別 p＝0.000261でも有意差を認めた．これら 4 つの遺伝子多型と性別とで寄与率を求めたところ日本人皮膚色の約14％を説明することができた．性別も皮膚色を決める 1 つの因子であり，男性のほうが皮膚色が濃いことがわかった．

今回の調査では，男性は農業や作業現場などで外での仕事に従事することが多く，紫外線などの環境要因による皮膚色への影響が高いと考えた．また *MC1R* については本調査では日本人皮膚色との関連は低いという結果であった．

日本人の皮膚色と日焼け

志藤らは宮城・岩手住民約 1 万人を対象とした日本人の肌タイプ（スキンタイプ：日焼けのしやすさから，白肌で赤くなるが黒くならない I 型，中間の II 型，褐色から色黒肌で赤くならずに黒くなる III 型）に関連したゲノムワイド関連解析を行った．その結果，日本人の日焼けに関連する 7つの関連遺伝子を同定している．この 7 つの遺伝子のなかで，日本人スキンタイプに最も強く影響を与えているのは *OCA2* 遺伝子であることを報告した．さらに彼らはメラニンの合成と輸送に関連するタンパク質である *RAB32* 遺伝子もスキンタイプ・日焼けに関連があることを見出している[19]．

文　献

1) Sturm RA：Molecular genetics of human pigmentation diversity. *Hum Mol Genet*, **18**：R9-17, 2009.
2) Barsh GS：What controls variation in human skin color? *PLoS Biol*, **1**：E27, 2003.
3) Jablonski NG, et al：The evolution of human skin coloration. *J Hum Evol*, **39**：57-106, 2000.
4) Rocha J：The Evolutionary History of Human Skin Pigmentation. *J Mol Evol*, **88**：77-87, 2020.

5) Lamason RL : SLC24A5, a putative cation exchanger, affects pigmentation in zebrafish and humans. *Science*, **310** : 1782-1786, 2005.

6) Cook AL, et al : Analysis of cultured human melanocytes based on polymorphisms within the SLC45A2/MATP, SLC24A5/NCKX5, and OCA2/P loci. *J Invest Dermatol*, **129** : 392-405, 2009.

7) Vogel P, et al : Ocular albinism and hypopigmentation defects in Slc24a5-/- mice. *Vet Pathol*, **45** : 264-279, 2008.

8) Soejima M, et al : Population differences of two coding SNPs in pigmentation-related genes SLC24A5 and SLC45A2. *Int J Legal Med*, **121** : 36-39, 2007.

9) Fukamachi S, et al : Mutations in the gene encoding B, a novel transporter protein, reduce melanin content in medaka. *Nat Genet*, **28** : 381-385, 2001.

10) Mariat D, et al : A mutation in the MATP gene causes the cream coat colour in the horse. *Genet Sel Evol*, **35** : 119-133, 2003.

11) Miller CT, et al : cis-Regulatory changes in Kit ligand expression and parallel evolution of pigmentation in sticklebacks and humans. *Cell*, **131** : 1179-1189, 2007.

12) Harding RM, et al : Evidence for variable selective pressures at MC1R. *Am J Hum Genet*, **66** : 1351-1361, 2000.

13) Beleza S, et al : Genetic architecture of skin and eye color in an African-European admixed population. *PLoS Genet*, **9** : e1003372, 2013.

14) Crawford NG, et al : Loci associated with skin pigmentation identified in African populations. *Science*, **358** : eaan8433, 2017.

15) Alonso S, et al : Complex signatures of selection for the melanogenic loci TYR, TYRP1 and DCT in humans. *BMC Evol Biol*, **8** : 74, 2008.

16) Adhikari K, et al : A GWAS in Latin Americans highlights the convergent evolution of lighter skin pigmentation in Eurasia. *Nat Commun*, **10** : 358, 2019.

17) Abe Y, et al : Association of melanogenesis genes with skin color variation among Japanese females. *J Dermatol Sci*, **69** : 167-172, 2013.

18) Suzuki T, et al : High frequency of the Ala-481Thr mutation of the P gene in the Japanese population. *Am J Med Genet* A, **118a** : 402-403, 2003.

19) Shido K, et al : Susceptibility Loci for Tanning Ability in the Japanese Population Identified by a Genome-Wide Association Study from the Tohoku Medical Megabank Project Cohort Study. *J Invest Dermatol*, **139** : 1605-1608, e13, 2019.

MB Derma, **330** : 28-35, 2023.

◆特集／色素異常症診療のポイント

眼皮膚白皮症

岡村　賢*

Key words：眼皮膚白皮症（oculocutaneous albinism：OCA），ヘルマンスキー・パドラック症候群（Hermansky-Pudlak syndrome：HPS），メラニン（melanin），Biogenesis of lysosome-related organelles complex（BLOC），皮膚癌（skin cancer）

Abstract　眼皮膚白皮症（oculocutaneous albinism：OCA）は，メラニン生合成に関わる遺伝子の変異により，先天的に眼，皮膚，および毛髪のメラニンが低下ないし欠失する常染色体潜性遺伝性疾患である．非症候型 OCA と症候型 OCA に大別され，後者には Hermansky-Pudlak 症候群（HPS）と Chédiak-Higashi 症候群（CHS）が含まれる．現在までに根本的な治療法はなく，紫外線対策のための生活指導や皮膚癌の定期スクリーニング，眼症状に対する対症療法，さらに合併症に対する治療が診療において重要となる．また，日本人 OCA 患者で最も注意すべきは HPS1 の頻度が非常に高いことである．HPS1 は 20 代後半以降に致死的となる肺線維症をほぼ全例で合併するため，遺伝子診断により予めそのリスクを認識しておくことは医学的に重要である．さらに，遺伝子解析技術の向上により，日本人においても様々なサブタイプが報告されてきており，各サブタイプの特徴についても概説する．

はじめに

　眼皮膚白皮症（oculocutaneous albinism：OCA）は，メラニン生合成に関わる遺伝子の変異により，眼・皮膚・毛髪の色素低下・欠失を呈する常染色体潜性遺伝性疾患である．全身の皮膚色は両親よりも明るく，毛髪は白〜茶褐色，あるいは銀色を呈する．虹彩は青〜灰色調になる．網膜色素上皮におけるメラニン合成能低下と視神経の発達障害が相まって弱視，眼振，羞明，斜視などの眼症状を伴うことも多い．皮膚におけるメラニン，特に黒色のユーメラニンは紫外線による DNA ダメージを軽減する働きがあるため，OCA において紫外線発癌が通常より頻度が高くなることは想像に難くない．さらに特徴的な外見から，差別や偏見，いじめの対象になることもあり，社会的にも周知されるべき疾患である．

OCA は非症候性と症候性に大別され，前者では 7 つの（および 1 つの遺伝子座），後者ではヘルマンスキー・パドラック症候群（Hermansky-Pudlak syndrome：HPS）において 11 の，チェディアック・東症候群（Chédiak-Higashi syndrome：CHS）において 1 つの原因遺伝子が特定されている（**表 1**）．本稿では，日本人 OCA 患者において頻度の高いサブタイプ，注意が必要なサブタイプについて，その臨床的特徴を概説し，OCA 診療の一助となることを期待する．なお，厚生労働省の指定難病 164（眼皮膚白皮症）の項にはグリセリ症候群（Griscell syndrome：GS）が含まれているが，GS はメラノソームの輸送障害によるもので，メラニン合成能自体は障害されていないことから，世界的には OCA に含まない傾向にある．また，日本人における報告はほとんどないため，本稿では割愛する．

＊　Ken OKAMURA，〒990-9585 山形市飯田西
　　2-2-2　山形大学医学部皮膚科学講座，助教

表 1. 眼皮膚白皮症(OCA)の病型とその原因遺伝子

	病型	OMIM[a]	原因遺伝子
A. 非症候型 OCA			
	OCA 1	#203100(OCA1A)	*TYR*
		#606952(OCA1B)	*TYR*
	OCA 2	#203200	*OCA2*
	OCA 3	#203290	*TYRP1*
	OCA 4	#606574	*SLC45A2*
	OCA 5	#615312	不明(遺伝子座:4q24)
	OCA 6	#113750	*SLC24A5*
	OCA 7	#615179	*LRMDA*
	OCA 8	#619165	*DCT*
B. 症候型 OCA			
HPS[b]			
	HPS 1	#203300	*HPS1*
	HPS 2	#608233	*AP3B1*
	HPS 3	#614072	*HPS3*
	HPS 4	#614073	*HPS4*
	HPS 5	#614074	*HPS5*
	HPS 6	#614075	*HPS6*
	HPS 7	#614076	*DTNBP1*
	HPS 8	#614077	*BLOC1S3*
	HPS 9	#614171	*PLDN*
	HPS 10	#617050	*AP3D1*
	HPS 11	#619172	*BLOC1S5*
CHS[c]	CHS	#214500	*LYST*

OMIM[a]: Online Mendelian Inheritance in Man(http://omim.org), HPS[b]: Hermasky–Pudlak syndrome, CHS[c]: Chédiak–Higashi syndrome

OCA の疫学

欧米における OCA の罹患率は 10,000～20,000人に 1 人の割合とされ[1]，日本人における推定患者数は約 5,000 人とされている．世界的なサブタイプ別頻度としては，欧米では OCA1 が最も多く(約 50%)，アフリカでは OCA2 が最も多い[1]．日本人においては,2008 年の報告では OCA1 が最も多く，続いて OCA4，HPS1 の順に多いとされていたが[2]，我々が山形大学において 2007～2019 年に遺伝子検査を施行した 190 家系の OCA 患者の統計では，最も多いのは OCA4 であった(**表 2**)[3]．OCA1 と OCA4 の頻度の差自体は医学的に大きな問題ではないが，OCA4 の頻度が高いというのは日本人に特徴的である．そして，いずれの統計においても共通しているのは HPS1 の頻度が高いということであり(それぞれ 10%，14.7%)，これが医学的に大きな問題となる(後述)．その他，次世代シークエンサーを用いた解析により稀なサブタイプが同定できるようになった．特に Biogenesis of lysosome-related organelles complex-2 (BLOC-2)のコンポーネントをコードする遺伝子の変異による HPS 3，5，6 が日本人において稀ではないことがわかってきている．

表 2. OCA のサブタイプ別頻度

サブタイプ*	症例数(頻度)
OCA4	48(25.3%)
OCA1	38(20.0%)
HPS1	28(14.7%)
OCA2	16(8.4%)
HPS4	4(2.1%)
HPS3	3(1.6%)
HPS6	3(1.6%)
OCA3	2(1.1%)
HPS2	1(0.5%)
HPS5	1(0.5%)
HPS9	1(0.5%)
色白/診断不能	45(23.7%)
合計	190(100%)

*頻度順

(文献 3 より引用改変)

表 3. OCA の診断基準・病理診断・重症度分類

＜診断基準＞

Definite, Probable を対象とする.

Ⅰ. OCA の診断基準

　A. 症　状

　　（皮膚症状）

　　1. 皮膚が色白であり, 日焼け(tanning)をしない.

　　2. 生下時より毛髪の色調が白色, 淡黄色, 黄色, 淡い茶色, 銀灰色のいずれかである.

　　（眼症状）

　　3. 虹彩低色素が観察される.

　　4. 眼振が観察される.

　B. 検査所見

　　1. 眼底検査にて, 眼底低色素や黄斑低形成が観察される.

　　2. 視力検査にて, 矯正不可能な低視力がある.

　C. 鑑別診断

　　　以下の疾患を鑑別する.

　　　まだら症, 脱色素性母斑, 尋常性白斑, 炎症後脱色素斑

　D. 遺伝学的検査

　　1. *TYR, P, TYRP1, SLC45A2, SLC24A5, C10orf11*, HPS1, AP3B1,*
　　　HPS3, HPS4, HPS5, HPS6, DTNBP1, BLOC1S3, PLDN, LYST, MYO5A,
　　　RAB27A, MLPH 遺伝子の変異**

＜診断のカテゴリー＞

Definite：A-1, -2 と B-1 をすべて満たし, さらに A-3, -4, B-2 のいずれか 1 つ以上を満たし, C の鑑別すべき疾患を除外し, D を満たすもの.

Probable：A-1, -2 と B-1 をすべて満たし, さらに A-3, -4, B-2 のいずれか 1 つ以上を満たし, C の鑑別すべき疾患を除外したもの.

Possible：A-1, -2 と B-1 を満たすもの.

Ⅱ. 病型診断

　A. OCA の診断基準で, Definite か, Probable であること

　B. 出血傾向がある場合

　　1. 血液検査により血小板機能異常を認める.

　C. 毛髪の色が銀灰色(silver-gray)の特異な光沢をしめす場合

　　1. 白血球内部の巨大顆粒を認める.

　　2. 皮膚病理組織で色素細胞に巨大メラノソームを認める.

　D. 遺伝子診断により以下のいずれかの遺伝子に病的変異が明らかであること**

　　非症候型：*TYR, P, TYRP1, SLC45A2, SLC24A5, C10orf11**

　　症候型

　　HPS：*HPS1, AP3B1, HPS3, HPS4, HPS5, HPS6, DTNBP1, BLOC1S3, PLDN*

　　CHS：*LYST*

　　GS：*MYO5A, RAB27A, MLPH*

　診　断：A を満たし, さらに下記を満たす場合, 病型を診断できる.

　　1. B-1 を認める場合, あるいは D を満たす場合, HPS と診断する.

　　2. 毛髪の色が銀灰色(silver-gray)の特異な光沢をしめし, C-1, -2 をともに認める場合, あるいは D を満たす場合, CHS と診断する.

　　3. 毛髪の色が銀灰色(silver-gray)の特異な光沢をしめし, C-1, -2 をいずれも認めない場合, あるいは D を満たす場合, GS と診断する.

　　4. B と C をともに認めない場合, あるいは D を満たす場合, 非症候型の OCA と診断する.

OCA の診断基準と重症度分類

　OCA は厚生労働省が定める指定難病および小児慢性特定疾病であるため, いずれかに申請することで患者は医療助成を受けることができる. 難病申請の際に用いられる診断基準, 病型診断, およ

び重症度分類を**表 3** に示す. 典型的な臨床症状, 検査所見が得られれば Probable として OCA と診断できるようになってはいるが, 上述の通り, HPS1 など重篤な合併症を伴う病型もあるため, 可能であれば遺伝子検査による確定診断が望ましい.

表 3. つづき

Ⅲ. 重症度分類
　A. 症候型 OCA（HPS, CHS, GS）と診断され，以下の症状のうち少なくとも 1 つを満たす場合．
　　1. HPS
　　　矯正不能な視力障害（良好な方の眼の矯正視力が 0.3 未満），血小板機能障害による出血，汎血球減少，炎症性腸疾患，肺線維症
　　2. CHS
　　　急性増悪状態（発熱と黄疸を伴い，肝脾腫，全身のリンパ節腫脹，汎血球減少，出血傾向をきたした病態），繰り返す全身感染症，神経症状（歩行困難，振戦，末梢神経障害）
　　3. GS
　　　てんかん，筋緊張低下，末梢神経障害，精神発達遅滞，汎血球減少，繰り返す全身感染症
　B. 非症候型の OCA と診断され，さらに良好な方の眼の矯正視力が 0.3 未満である．
判　定：
　A. あるいは B. を満たす場合，重症とし，対象とする．

※診断基準及び重症度分類の適応における留意事項
1. 病名診断に用いる臨床症状，検査所見等に関して，診断基準上に特段の規定がない場合には，いずれの時期のものを用いても差し支えない（ただし，当該疾病の経過を示す臨床症状等であって，確認可能なものに限る）．
2. 治療開始後における重症度分類については，適切な医学的管理の下で治療が行われている状態で，直近 6 か月間で最も悪い状態を医師が判断することとする．
3. なお，症状の程度が上記の重症度分類等で一定以上に該当しない者であるが，高額な医療を継続することが必要な者については，医療費助成の対象とする．

*現在は *LRMDA* の表記が一般的である．
**その後，*DCT*，*AP3D1*，*BLOC1S5* の 3 遺伝子が同定されている．

（厚生労働省：164 眼皮膚白皮症．平成 27 年 7 月 1 日施行の指定難病（新規・更新）．より引用改変）

非症候型 OCA の臨床的特徴

1. OCA1

OCA1 はメラニン生合成の律速酵素であるチロシナーゼをコードする TYR の変異によるものであり，メラニン色素がまったく合成できない OCA1A と，ある程度合成能が保たれている OCA1B に大別できる．その他，温度感受性のサブタイプ（OCA1TS）も報告されているが[4]，これまでに日本人の報告はない．OCA1A の臨床像は特徴的であり，毛髪は完全な白色，虹彩は青～灰色で，眼振や弱視などの眼症状が重症である（図 1-a）．興味深いことに，OCA1A では他のサブタイプに比べて発癌リスクがやや低いとされている．これは，OCA1A では活性酸素種を産生し，発癌に促進的に働く黄色のフェオメラニン合成能もなくなっているためと考えられている[5]．実際に我々の複数の研究において，他の OCA サブタイプでは毛髪のフェオメラニン含有量は健常人と比べて逆に上昇していることがわかっており，OCA 患者の紫外線発癌にはユーメラニンの低下のみならず，フェオメラニン量の上昇に伴う活性酸素種の上昇が寄与していることが推察される[6)7]．

2. OCA2

OCA2 は上述の通り，アフリカにおいて最も多いサブタイプであるが，日本人においては約 8% と比較的頻度が少ない．日本人 OCA2 患者の特徴は，責任遺伝子である *OCA2* に A481T のミスセンス変異をヘテロ接合性ないしホモ接合性で保有し，もう 1 つ病的変異を合わせ持つ場合に発症するパターンが多いことである[3]．A481T では OCA2 蛋白の機能が 70% 程度保たれているため，このタイプは日本における OCA2 患者は軽症であることが多い（図 1-b）．さらに，A481T は健常人においても 0.08～0.12 のアレル頻度で認められ，健常日本人の皮膚色にも強く関わっていることがわかっている[8]．

3. OCA3

OCA3 は *TYRP1* の変異に起因し，南アフリカでは比較的報告が多い．しかし，東アジアからの報告は非常に稀であり，日本人ではこれまで 2 例の報告があるのみである[3]．OCA3 の臨床像は比較的軽症であり，眼症状もわずかであることが多い．このことから TYRP1 はメラニン生合成を促進はするが，必須の酵素ではないことが伺える．

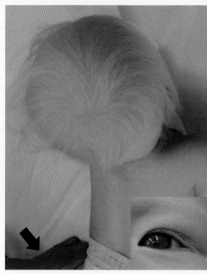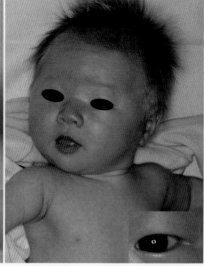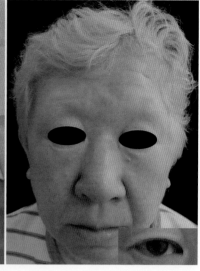

図 1. 非症候型 OCA の臨床症状
　　　　　　　　　　　　　　　　　　　　　　　　　　　a｜b｜c

a：OCA1A では，毛髪は白色で，虹彩は青〜灰色調である．
　また，親の皮膚色(矢印)と比べると，皮膚の色素低下が明
　らかである．
b：OCA2 の 1 例．日本人に多い A481T との複合ヘテロ接
　合性変異による症例であり，その臨床症状は軽度である．
c：OCA4 の 1 例．日本人に多い，*SLC45A2* の D157N 変異
　をホモ接合性で有しており，毛髪は金色，虹彩はやや緑色
　調であり，眼症状も重症である．

4．OCA4

　上述の通り，世界的には稀であるが，日本人に
おいて最も頻度の高いサブタイプである．以前の
報告と比べて OCA1 と OCA4 の頻度が逆転した
理由として，OCA4 の責任遺伝子である *SLC45A2*
のプロモーター領域に位置する遺伝子多型(c.-
492_489delAATG；rs984225803)が，もう 1 つの
病的変異と組み合わさることにより軽症型の
OCA4 を発症することが判明したことが大きく寄
与している[9]．さらにこの遺伝子多型のアレル頻
度は0.02程度であり，健常日本人の皮膚色に関与
する可能性も示唆されており[10]，*OCA2* の A481T
に類似した位置づけの遺伝子多型と筆者は捉えて
いる．一方で，日本人 OCA4 患者で最も多い遺伝
子変異は D157N であり，これは機能喪失型変異
であり，特にホモ接合性で有する場合は重症型と
なる(**図 1-c**)．日本人で OCA4 が多い最大の理由
は D157N が東アジアでの創始者効果を持ってい
るためとされている[11]．以上より，日本人におけ
る OCA4 の臨床像は軽症から重症まで様々であ

るといえる．

5．OCA5，6，7，8

　表 1 の通り，OCA5 は唯一遺伝子が特定されて
いない．その他のサブタイプも極めて稀であり，
OCA8 はつい最近，チロシナーゼの下流で作用す
る *DCT* に変異を持つ欧米の症例が報告され，8 番
目の非症候性 OCA として名付けられたばかりで
ある[12]．日本人では，OCA6 の症例を 1 例経験し
ているのみである[7]．

症候型 OCA の臨床的特徴

　症候型 OCA には HPS と CHS が含まれる．HPS
は，OCA 症状に加えて出血傾向など全身性の合併
症を伴う症候群である．これまでに 11 の原因遺伝
子が特定されているが，そのどれもが膜輸送に関
わる分子をコードしており，それぞれがコードす
る蛋白がどの蛋白複合体のコンポーネントである
かを理解しておくと各サブタイプの臨床的特徴を
捉えやすい．すなわち，BLOC-1，2，3 および
adaptor protein(AP)-3 のいずれかの複合体のコ

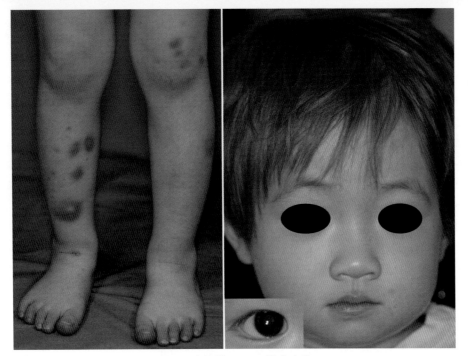

図 2. 症候型 OCA の臨床症状
a：HPS1 症例の下腿の写真．外的刺激を受けやすい
　部位に紫斑が目立つ．
b：HPS6 の 1 例．眼症状は重症であるが，毛髪は栗
　色で虹彩の色も健常日本人と大きく変わりはない．

ンポーネントをコードする遺伝子群の変異がこれ
まで報告されており，臨床像はこの 4 つの複合体
のうちどれが障害されるかで概ね決定される．

1．BLOC-3

あえて BLOC-3 を始めに挙げたのは，日本人で
頻度の高い HPS1 が BLOC-3 の機能低下によるも
のだからである．HPS1 と HPS4 の責任遺伝子で
ある *HPS1* と *HPS4* は BLOC-3 のコンポーネン
トをコードし，OCA としての臨床症状は多くの場
合重症である．BLOC-3 はメラノソームへのメラ
ニン合成酵素の輸送だけでなく，Ⅱ型肺胞上皮細
胞の機能にも密接に関わっており，成人以降にほ
ぼ全例で致死的な肺線維症を合併する．重症型
OCA に出血傾向（下腿伸側など外的刺激を受けや
すい部位に多くの紫斑がみられることが多い：**図
2-a**）を呈している患者を診察した際は，本病型を
疑う必要がある．

2．BLOC-2

BLOC-2 は HPS3, 5, 6 が関わる複合体であり，
この 3 病型の責任遺伝子が BLOC-2 のコンポーネ
ントをコードする．その臨床的特徴は，皮膚や毛
髪の色素低下は軽度であるものの（**図 2-b**），眼症
状が比較的重症である点である．さらに致死的な
合併症の報告はなく，出血傾向の原因となる血小
板の機能低下すらみられない症例もある．これ
は，BLOC-2 が膜輸送メカニズムにおいて比較的
下流で機能するためと考えられている．ただ，眼
症状が比較的重症であることから網膜色素上皮に
おいてはその役割が若干異なる可能性が示唆され
ている．最近の我々の調査では，この病型は日本
人においても決して稀ではないことがわかってき
ており，皮膚・毛髪の色素低下が軽度にもかかわ
らず眼振や弱視などの眼症状がしっかりある場合
は，まず鑑別に挙がる病型である．

3．BLOC-1

BLOC-1 の機能低下により発症するサブタイプ
は HPS7, 8, 9, 11 の 4 つであるが，いずれの病
型も世界的に非常に稀であり，OCA としての重症

度も一定の傾向を示さない。これまでに致死的合併症の報告はないが，我々が唯一経験した HPS9 の症例では汎血球減少や統合失調症などの合併症がみられており，BLOC-1 が血球産生や精神神経症状に関与する可能性がある。今後新たな症例の蓄積が待たれる。

4．AP-3

AP-3 の機能低下は HPS2 と HPS10 が該当するが，その特徴は免疫不全を合併することである。これは，AP-3 が NK 細胞，細胞障害性 T 細胞，好中球内のリソソーム関連器官への膜輸送に強く関わっているためであり，血球貪食症候群に至る症例もある。本邦ではこれまで 2 例の報告があり，いずれも免疫機能の低下がみられ，うち 1 例では新生児期より間質性肺病変を合併していた[13]。したがって，本病型は早期の遺伝的診断が医学的に非常に重要である。

5．CHS

CHS は様々な程度の色素低下，白血球の機能異常による免疫不全，それに続発する血球貪食症候群，遅発性の進行性神経症状を呈する症候群である。通常の白皮症と異なり，露光部は逆に色素沈着をきたし，毛髪が銀灰色の光沢を持つことも臨床的な特徴である。ライソソームの膜融合の調節に関与するとされる LYST の変異により発症する[14]。骨髄移植が必要となる症例が多く，2014 年の全国調査では本邦の患者数は 15 人であったとされている（小児慢性特定疾病情報センターより；https://www.shouman.jp/disease/details/10_04_031/）。

OCA 患者の診療の実際

OCA には根本的な治療はなく，紫外線予防の生活指導，定期的な皮膚癌スクリーニング（特に中年期以降），眼症状に対する対症療法，各合併症に対する対症療法が診療の中心となる。上記のごとくサブタイプによって臨床症状・経過が大きく異なるため，各サブタイプの特徴をよく理解して診療にあたるのが肝要である。特に致死的合併症を伴い得る HPS1，2，4，10，CHS の場合は要注意であり，早期から各専門科へコンサルトすることが望ましい。

紫外線予防に関しても，患者ごとにメラニン合成能の障害程度に差があるため，個々の症例に応じた指導が必要である。紫外線を浴びる場所で活動する場合は，サンスクリーン剤（SPF 30，PA＋＋以上，1 日複数回塗布が望ましい）を使用し，帽子や紫外線防御能の高い衣服を着用する。紫外線照射量の高い時間帯（目安は 10〜14 時，地域や季節を考慮する）はなるべく屋外活動は控えるのが望ましい。また，紫外線曝露は上からだけでなく，コンクリート，砂，雪などからの照り返しもあるので，下顎部など照り返しにより紫外線を浴びる部位にも同様に紫外線防御策が必要である。

おわりに

OCA の日本における疫学，診断，各病型の臨床的特徴，診療のポイントについて概説した。難病申請のための OCA の診断には必ずしも遺伝子診断を必要としないが，各病型によって臨床症状・臨床経過が大きく異なる場合もあり，遺伝子診断を行うのが医学的には望ましい。しかし，現時点では OCA の遺伝子診断に保険適用はなく，山形大学皮膚科において研究レベルで実施している。

文　献

1) Fernández A, et al：Genetics of non-syndromic and syndromic oculocutaneous albinism in human and mouse. *Pigment Cell Melanoma Res*, **34**：786-799, 2021.

2) Suzuki T, et al：Recent advances in genetic analyses of oculocutaneous albinism types 2 and 4. *J Dermatol Sci*, **51**：1-9, 2008.

3) Okamura K, et al：Current landscape of Oculocutaneous Albinism in Japan. *Pigment Cell Melanoma Res*, **34**：190-203, 2021.

4) King RA, et al：Temperature-sensitive tyrosinase associated with peripheral pigmentation in oculocutaneous albinism. *J Clin Invest*, **87**：1046-

1053, 1991.

5) de Vijlder HC, et al：Oculocutaneous albinism and skin cancer risk. *J Eur Acade Dermatol Venereol*, **27**：e433-434, 2013.

6) Okamura K, et al：Characterization of melanosomes and melanin in Japanese patients with Hermansky-Pudlak syndrome types 1, 4, 6, and 9. *Pigment Cell Melanoma Res*, **31**：267-276, 2018.

7) Saito T, et al：Impact of a SLC24A5 variant on the retinal pigment epithelium of a Japanese patient with oculocutaneous albinism type 6. *Pigment Cell Melanoma Res*, **35**：212-219, 2022.

8) Abe Y, et al：Association of melanogenesis genes with skin color variation among Japanese females. *J Dermatol Sci*, **69**：167-172, 2013.

9) Okamura K, et al：A 4-bp deletion promoter variant（rs984225803）is associated with mild OCA4 among Japanese patients. *Pigment Cell Melanoma Res*, **32**：79-84, 2019.

10) Okamura K, et al：Impact of a 4-bp deletion variant（rs984225803）in the promoter region of SLC45A2 on color variation among a Japanese population. *J Dermatol*, **46**：e295-e296, 2019.

11) Inagaki K, et al：OCA4：evidence for a founder effect for the p.D157N mutation of the MATP gene in Japanese and Korean. *Pigment Cell Res*, **18**：385-388, 2005.

12) Pennamen P, et al：Dopachrome tautomerase variants in patients with oculocutaneous albinism. *Genet Med*, **23**：479-487, 2021.

13) Matsuyuki K, et al：Novel AP3B1 mutations in a Hermansky-Pudlak syndrome type 2 with neonatal interstitial lung disease. *Pediatr Allergy Immunol：official publication of the European Society of Pediatric Allergy and Immunology*, **33**：e13748, 2022.

14) Tomita Y, et al：Genetics of pigmentary disorders. *Am J Med Genet Part C, Seminars in medical genetics*, **131C**：75-81, 2004.

MB Derma, 330：36-42, 2023.

◆特集／色素異常症診療のポイント

雀卵斑とその鑑別疾患

荒木勇太*

Key words：雀卵斑(freckle)，メラノコルチン1レセプター遺伝子(*melanocortin-1 receptor*：*MC1R*)，*SASH1*，遺伝性色素異常症(hereditary pigmentation disorder)

Abstract 雀卵斑は，主に両側頬部，鼻背を中心に点状の褐色斑を散在性に認める疾患で，思春期頃に最も顕著となる．性差はなく，白人に多い疾患であるが，日本人では色白の人に多い．その発生には遺伝的素因，特に髪の毛の色や肌の色に影響を及ぼす*MC1R*の関与が大きい．特徴的な臨床所見によって診断されることが多いが，種々の疾患と鑑別を要する場合がある．

　本稿では，雀卵斑の疫学や病態，臨床症状に加え，我々が経験した，*MC1R*変異を有し，広範囲に雀卵斑を認めたモンゴル人症例についても触れたい．また，様々な疾患との鑑別，特に近年報告され始めた*SASH1*変異を伴う遺伝性色素異常症についても述べたい．

雀卵斑

1．定　義

雀卵斑，いわゆる「ソバカス」は，直径2〜3 mmの濃淡様々な小褐色斑が日光照射部位，特に顔面に散在性に多発する疾患で，Virchowにより初めて記載された疾患である．

2．疫　学

褐色斑は3歳頃から出現し，思春期頃に最も顕著となる．紫外線により色調，数が増悪するため，症状は春夏に顕著となり，秋冬には目立たなくなる．30歳を過ぎると，徐々に消退傾向を示すが，消退することなく，生涯変化しないこともある．

発症頻度には人種差があり，白人(特に赤毛，金髪，青い目)に多い[1]．日本人は白人より発症頻度は低いが，そのなかでは色白の人に多いとされる．家系内同症があり，多くは常染色体優性遺伝と考えられている．

男女差はほぼ均等もしくはわずかに女性に多い程度であるが，美容的関心のため，外来を受診す

る患者は圧倒的に女性が多い[2]．

3．病　態

メラニンには黒/茶色のユーメラニンと，赤/黄色のフェオメラニンがあり，赤毛で色白な人の皮膚や髪のメラニンはフェオメラニンが優位である．この2つのメラニンの産生比に深く関与しているのがメラノサイト刺激ホルモン(melanocyte-stimulating hormone：MSH)であり，MSHのレセプターであるメラノコルチン1レセプター(*melanocortin-1 receptor*：*MC1R*)遺伝子の多型と赤毛や色白の肌との間に関連があることが報告された[3]．赤毛もしくは日焼けしない色白の肌を持つ群の82%に*MC1R*多型が見つかっており，茶もしくは黒い髪を持つ群では20%以下，よく日焼けをする群では4%以下でのみ多型がみられた．この報告により，赤毛や色白の肌を持つ人に多いとされていた雀卵斑と，*MC1R*多型との関連性が示された．

MC1Rは主にメラノサイトで発現する7回膜貫通型のGタンパク質共役受容体であり，ユーメラニンとフェオメラニンの切り替えを制御している．生理的アゴニストである*α*-メラノサイト刺

* Yuta ARAKI，〒990-9585 山形市飯田西2-2-2　山形大学医学部皮膚科学講座，助教

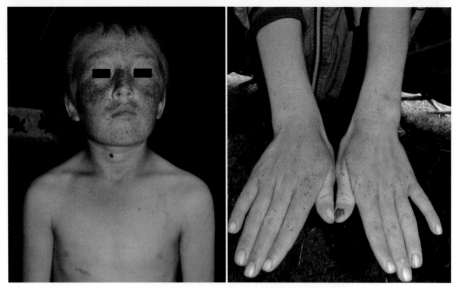

図 1. 患者（14 歳のモンゴル人の少年）の臨床写真

激ホルモン（α-MSH）または副腎皮質刺激ホルモン（ACTH）がメラノサイト上の MC1R に結合すると，cAMP 経路を介してユーメラニンの生合成が刺激される．一方，生理的アンタゴニストであるアグチシグナルタンパク質（agouti signaling protein：ASIP）との結合は，フェオメラニンの生合成を誘導する[4]．

MC1R は非常に遺伝子多型が多く，90 を超える非同義多型が特定されており，一部の変異はメラニン形成表現型に関連しており，p.R142H，p.R151C，p.R160W，p.D294H などの MC1R 多型を持つ人では，ユーメラニン産生能が低く，フェオメラニンの多い赤毛タイプになることが知られており，これらはヨーロッパ人の雀卵斑と強い関連性があることが証明されている．一方，p.V60L，p.V92M，p.R163Q などの MC1R 多型は，ヨーロッパ人の赤毛および雀卵斑との関連性が低いことがわかっている[5][6]．

我々も近年，顔面の広範囲に多数の雀卵斑を認め，エクソーム解析で複数の MC1R 変異を持つモンゴル人の少年に関する研究結果を報告している[7]．患者はモンゴルの北西部に住む 14 歳の少年である．遊牧民の家庭で育ち，ほぼ 1 年中強い日差しにさらされており，顔面，前胸部，前腕，手背などの露光部の広範囲にわたって色素斑を認めた（図 1）．患者の肌の色はほかの家族よりも明る

く，頭髪と睫毛は黄～赤褐色調で，虹彩は灰色だった（図 2-b）．光線過敏や神経障害などの合併症はなかった．色素斑は 5 歳頃から目立つようになり，徐々にその数と色調が増していった．兄の 1 人は頭髪が茶色で顔面に色素斑を認めたが，その程度は明らかに軽度であった（図 2-b，Ⅱ-3）．

患者の兄 2 人と母からサンプルを採取しエクソーム解析を実施したところ，3 つの異なる MC1R 変異（p.R142H，p.R163Q，p.S172I）が検出された（図 2-a，b）．また，一緒に検出された OCA2 の変異（p.R419Q）は，白人の灰色～淡褐色の目の色に関連する一塩基多型として知られており[8]，患者と患者の兄の虹彩の色を反映していた（図 2-b，Ⅱ-1，Ⅱ-4）．ちなみに白人以外で報告されたのは本例が初めてであった．さらに，ほかの遺伝性色素異常症の原因遺伝子に変異は確認されず，HERC2，IRF4，ASIP，BNC2 など，髪の色，目の色，肌の色，雀卵斑に関連するほかの遺伝子の変異も検出されなかった．

検出された 3 つの MC1R 変異を，11 の解析ソフトを使用して分析すると，p.R142H（Global Minor Allele Frequency：Global MAF：0.0028）と p.S172I（Global MAF：0.0006）が稀な病的変異であると予測された．p.R142H に関しては，既出の通り欧米人の赤毛と雀卵斑の発生に関連があると知られている変異であった．また，p.S172I に関

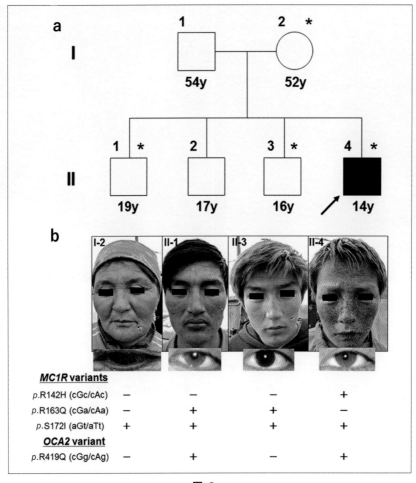

図 2.
a：家系図．患者は黒塗りと矢印で表記（Ⅱ-4）．＊がついている家族
　から唾液を採取しエクソーム解析を行った．
b：解析を行った家族の臨床写真と MC1R, OCA2 の遺伝子変異結果．
　MC1R に p.R142H と p.S172I の複合ヘテロ変異が検出されたのは患
　者のみであり，赤毛と顔面の色素斑が顕著に認められた（Ⅱ-4）．

しては，希少な変異のため報告数は少ないが，パ
キスタン人家族の色素異常と雀卵斑の発生への関
連が示唆された[9]．つまり，患者だけが，雀卵斑
の発生に強い関連を持つ，2つの異なる稀な機能
低下型の MC1R 変異を持っていた（compound
heterozygote）．一方，p.R163Q は病的意義が低い
と予測され，欧米人の赤毛と雀卵斑の発生への関
連が低いとするこれまでの報告と一致していた．
さらに，p.R163Q の MAF in East Asia は 0.6161
と高く，東アジアでは一般的な変異であることが
わかった．

　以上より，患者の顔面など，広範囲に認められ
た雀卵斑の発生には，長期間にわたる日光曝露に
加え，患者の遺伝的背景によって説明できると考
えられた．さらに，異なる MC1R の病的な変異を
有することで，雀卵斑の表現型に多大な影響を及
ぼすことも明らかになった．

4．臨床症状

　顔面，特に両下眼瞼から鼻背を中心として，両
頬部，前額部などに，針頭大～半米粒大の不整形，
類円形の淡褐色～黒褐色の小色素斑が播種状，左
右対称性に散在，多発する．顔面の中心部では比
較的密集するが，周辺部では散在性となる．手背，
前腕，肩，上背部など，日光照射を受けやすい顔
面以外の部位にも発症する場合がある．粘膜や非
露光部には出現しない．

表 1. 検出された *SASH1* 変異と患者の特徴

Patient	Age at diagnosis (Age at onset)	Sex	Inheritance	Mutation	Number and distribution of lentigines		
					Face	Limbs	Trunk
1	3 years (14 months)	M	Sporadic	c.1758C＞G, p.I586M	Many	Many	Several
2	27 years (2 years)	F	Familial	c.1592C＞A, p.S531Y	Many	Several	Few
3	16 years (3 years)	F	Familial	c.1930C＞T, p.R644W	Many	Several	Few
4	4 years (2 years)	F	Sporadic	c.1574C＞G, p.T525R	Many	Several	Few
5	3 years (8 months)	M	Sporadic	c.1547G＞T, p.S516I	Many	Several	Few
6	38 years (4 years)	M	Familial	c.1930C＞T, p.R644W	Many	Many	Many

5. 病理所見

病理組織像では，表皮基底層のメラニン色素の増強を認める．表皮突起の延長はなく，色素細胞の数にも変化はないが，個々の色素細胞の樹状突起は伸長し，その数も増えており，成熟したメラノソームが多数みられる[2]．

6. 診断

顔面両側性に，淡褐色～黒褐色の小色素斑が播種状に散在・多発し，思春期に顕著となる臨床経過により診断する．家族内同症があれば診断は容易であるが，下記の疾患との鑑別が必要な場合がある．

7. 鑑別診断

a）肝斑

境界明瞭な淡褐色斑が，顔面，特に前額，頬，口囲に左右対称性に認められる．雀卵斑のような点状の色素斑ではなく，斑状かつびまん性の色素沈着を呈する．眼周囲が抜けるのが特徴である．思春期以降，多くは30歳前後から出現する．

b）単純黒子

単純黒子は境界明瞭で，雀卵斑よりも色調の濃い黒褐色調を呈する．また，全身どこでも発症し，日光照射や季節による色調や数の変化がない．

c）老人性色素斑

小型の老人性色素斑との鑑別を要する場合があるが，雀卵斑ほど多発せず，少数でより散在性であり，季節による色調の変化もない．

d）神経線維腫症1型

雀卵斑様色素斑（小レックリングハウゼン斑）が，腋窩や鼠径，ときに口囲に生じることがある．大小様々なカフェオレ斑や多発する神経線維腫の存在から鑑別できる．

e）遺伝性対側性色素異常症

ADAR1 の変異により生じる，常染色体優性遺伝の遺伝性色素異常症の1つ．四肢末端，特に手背および足背に粟粒大～半米粒大の濃淡様々な小色素斑と，斑状または網状の小脱色素斑が，密に混在する．顔面に雀卵斑様の小色素斑を生じることがあるが，四肢末端の特徴的な皮疹から鑑別が可能である．

f）遺伝性汎発性色素異常症

遺伝性対側性色素異常症と同様な色素斑と脱色素斑が，体幹または手背，足背に出現する．顔面にも雀卵斑様の小色素斑を生じることがあるが，体幹を中心に出現する特徴的な皮疹から鑑別は可能である．

本症の原因遺伝子として *ABCB6* が知られているが，近年，*SAM*(*sterile alpha motif*)*and SH3*(*Src homology domain 3*)*domain-containing protein 1*(*SASH1*)の変異により，本症に類似した皮膚症状を呈することが世界中，特にアジアを中心に報告されている[10)~13)]．我々も，本邦で同様の色素異常症を複数例経験し，報告している[14)]．3～38歳の6人の患者とその家族について調査を行った（**表1**，**図3**，**4**）．すべての患者に共通して，顔面や手足など露光部位に一致して，小色素斑が認められ，脱色素斑やその他の合併症は認められなかった．色素斑の数や範囲は患者によって様々

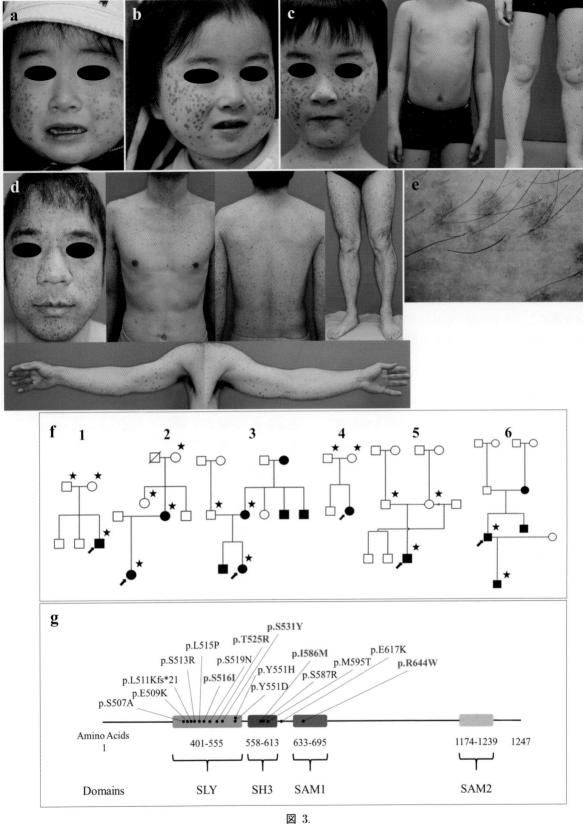

図 3.

a〜c：患者1の臨床写真　　a：生後14か月　　b：3歳　　c：6歳

d：患者6の臨床写真　　　e：患者6のダーモスコピー像

f：患者1〜6の家系図．矢印が患者で，黒塗りは患者と類似した皮膚症状を有する者．★は
SASH1 の遺伝子型が確認できた者

g：SASH1 タンパクのイメージ画像．赤字が自験例で，黒字がこれまでに報告があった変異

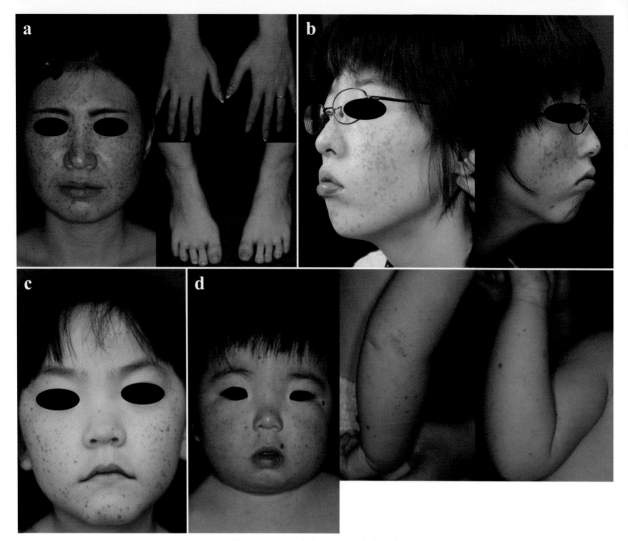

図 4. a〜d：患者 2〜5 の臨床写真

であったが，患者 1 と患者 6 でより多くの色素斑が認められた（**図 3-a〜d**）．色素斑の数は加齢とともに増加しているようにみえ，季節によって薄くなるようなこともなかった．患者 1 の色素斑は，生後 14 か月で最初に頬に出現し，その後 6 歳までに前額，前腕，手背，体幹，下肢に徐々に広がった（**図 3-a〜c**）．患者 6 は最も色素斑の程度が顕著だった（**図 3-d**）．患者 6 の色素斑のダーモスコピー所見では，毛包周囲の均一な色素増強を認めた（**図 3-e**）．検出された変異は p.I586M，p.S531Y，p.R644W，p.T525R，p.S516I の 5 つで，p.R644W は *SASH1* 遺伝子の SAM1 ドメインに局在する初めての変異であった（**表 1**，**図 3-g**）．半数が家族性で（**図 3-f**），血縁関係のない 2 つの家系（患者 3 とその母親，患者 6 とその息子）で同じ変異（p.R644W）が検出され，この変異が日本で一般的である可能性が示唆された．ただし，同じ変異を有していても，色素斑の程度に個人差があり（**図 3-d**，**図 4-b**），紫外線への露出の程度や年齢などが影響していると考えられた．年齢とともに色素斑が増加し，四肢などにも拡大していくことで雀卵斑と鑑別するが，顔面に色素斑が限局している時期には鑑別が困難な場合がある．

g）色素性乾皮症

顔面などの露光部に雀卵斑様の小色素斑を生じるが，色素性乾皮症では紅斑や落屑などが混在する点で鑑別が可能である．ただ，光線過敏の軽度な variant type の色素性乾皮症では鑑別が難しい

場合がある.

h）後天性真皮メラノサイトーシス

前額側面，頬骨部，鼻翼などに褐色〜灰褐色の小色素斑が多発し，網目状・斑状を呈する．軽症例で，点状の色素斑が両側性に生じると，鑑別が困難な場合がある．症状が不変の場合は後天性真皮メラノサイトーシスである可能性が高い[2]．「ソバカス」を主訴に受診した患者の 1/3 が後天性真皮メラノサイトーシスで，残りは小型の老人性色素斑か，小型の色素性母斑が多発した症例であったという報告もある[15]．

文　献

1) Stefanaki I, et al：Benign Melanocytic Proliferations and Melanocytic Naevi. Rook's Textbook of Dermatology(Christopher G, et al), 9th ed, John Wiley & Sons, UK, chapter, **132**：1-3, 2016.
2) 鳥居秀嗣：【日常診療における美容皮膚科・美容皮膚外科のコツ】シミの種類と診断. *MB Derma*, **118**：12-17，2006.
3) Valverde P, et al：Variants of the melanocyte-stimulating hormone receptor gene are associated with red hair and fair skin in humans. *Nat Genet*, **11**：328-330, 1995.
4) Garcia-Borron JC, et al：MC1R, the cAMP pathway, and the response to solar UV：extending the horizon beyond pigmentation. *Pigment Cell Melanoma Res*, **27**：699-720, 2014.
5) Bastiaens M, et al：The melanocortin-1-receptor gene is the major freckle gene. *Hum Mol Genet*, **10**：1701-1708, 2001.
6) Duffy DL, et al：Interactive effects of MC1R and OCA2 on melanoma risk phenotypes. *Hum Mol Genet*, **13**：447-461, 2004.
7) Araki Y, et al：Whole-exome sequencing confirmation of multiple MC1R variants associated with extensive freckles and red hair：Analysis of a Mongolian family. *Pigment Cell Melanoma Res*, **84**：216-219, 2016.
8) Rebbeck TR, et al：P gene as an inherited biomarker of human eye color. *Cancer Epidemiol. Biomarkers Prev*, **11**：782-784, 2002.
9) Shahzad M, et al：Identification and functional characterization of natural human melanocortin 1 receptor mutant alleles in Pakistani population. *Pigment Cell Melanoma Res*, **28**：730-735, 2015.
10) Zhou D, et al：SASH1 regulates melanocyte transepithelial migration through a novel Galphas-SASH1-IQGAP1-E-Cadherin dependent pathway. *Cellular Signalling*, **25**：1526-1538, 2013.
11) Courcet JB, et al：Autosomal-recessive SASH1 variants associated with a new genodermatosis with pigmentation defects, palmoplantar keratoderma and skin carcinoma. *Eur J Hum Genet*, **23**：957-962, 2015.
12) Shellman YG, et al：SASH1 is involved in an autosomal dominant lentiginous phenotype. *J Invest Dermatol*, **135**：3192-3194, 2015.
13) Wang J, et al：A novel De novo mutation of the SASH1 gene in a Chinese family with multiple lentigines. *Acta Dermato-Venereologica*, **97**：530-531, 2017.
14) Araki Y, et al：Five novel mutations in SASH1 contribute to lentiginous phenotypes in Japanese families. *Pigment Cell Melanoma Res*, **34**：174-178, 2021.
15) 渡辺晋一：シミ・ソバカスの実態. 香粧会誌, **24**：287-295，2000.

MB Derma, **330**：43-50, 2023.

◆特集／色素異常症診療のポイント

色素増強疾患

大磯直毅*

Key words：色素増強(hyperpigmentation)，表皮メラノサイトーシス(epidermal melanocytosis)，表皮メラノーシス(epidermal melanosis)，真皮メラノサイトーシス(dermal melanocytosis)，真皮メラノーシス(dermal melanosis)

Abstract メラノサイトは細胞内小器官のメラノソームでメラニン顆粒を生合成する．胎生期に神経堤細胞から生じたメラノブラストが遊走し，真皮側から表皮基底層に定着してメラノサイトとなる．メラノサイトが真皮内に残存すると真皮メラノサイトとなる．色素増強はメラノサイトとメラノソームの動態の変化により生じる．表皮ではメラノサイト数の増加により生じる表皮メラノサイトーシス，メラノソーム数の増加により生じる表皮メラノーシス，真皮メラノサイトによる真皮メラノサイトーシス，真皮へのメラノソーム滴落により生じる真皮メラノーシスがある．表皮ではメラノサイト内でのメラノソーム分布異常，ケラチノサイト内でのメラノソーム分布異常でも色素増強が観察される．表皮肥厚により相対的な色素増強や，外因性・内因性物質の沈着による色素増強も生じ得る．複数の色素増強疾患が併発，併存する場合がある．症例ごとに的確に診断し，優先順位をつけて治療する．

はじめに

色素増強疾患は表皮性，真皮性，表皮真皮性に大別できる．

表皮性色素増強には表皮メラノサイトーシス(epidermal melanocytosis)と表皮メラノーシス(epidermal melanosis)がある．前者は表皮メラノサイト数増加による色素増強，後者は表皮メラノサイト数に変化はないが，メラノソーム数が増加して生じる色素増強である．また，メラノサイト内でのメラノソーム分布異常，ケラチノサイト内でのメラノソーム分布異常でも色素増強が観察される．

真皮性色素増強には真皮メラノサイトーシス(dermal melanocytosis)と真皮メラノーシス(dermal melanosis)がある．前者は真皮メラノサイトによる色素増強，後者は真皮にメラノソームが滴落して生じた色素増強である．

表皮真皮性色素増強には，表皮性，真皮性色素増強の両者が観察される．

メラノサイト数，メラノソーム数に異常がなくても，表皮肥厚(epidermal hyperplasia)により相対的に色調が増強される．

また，色調に関与する内因性，外因性物質の沈着による色素増強も生じ得る．

本稿では代表的疾患について概説する．

表皮性色素増強疾患

1．遺伝性色素増強

a）全身性の色素異常症

(1) 家族性進行性色素沈着症(familial progressive hyperpigmentation：familial progressive hyper- and hypopigmentation)

KITL 遺伝子の機能獲得型変異により生じる常染色体顕性遺伝性皮膚疾患である．色素脱失を伴

* Naoki OISO，〒630-0293 生駒市乙田町 1248-1
　近畿大学奈良病院皮膚科，教授

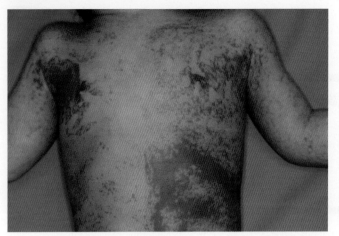

図 1. 1 歳, 女児　色素失調症　第 3 期 (色素沈着期)
胸腹部にブラシュコ線に沿った褐色色素斑が線
状, 蛇行状, らせん状に生じている.

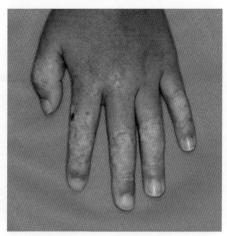

図 2. 3 歳, 男児　遺伝性対側性色素異
常症
手背と指背に色素斑と脱色素斑を
認める.

うと, familial progressive hyper- and hypopigmentation となる. KITL は c-kit のリガンドである. 乳児期から色素斑が生じ, 全身に進行性に色素斑が生じる. 色素斑部ではケラチノサイトに密集したメラノソームが観察される[1].

b) 限局性の色素増強症

(1) 色素失調症 (incontinentia pigmenti：Bloch-Sulzberger 症候群) (図 1)

NEMO/IKBKG 遺伝子の変異により生じる X 連鎖顕性遺伝性皮膚疾患である. 女性に生じやすい. NEMO/IKBKG 遺伝子がコードする NF-κ-B essential modulator/inhibitor of NF-κ-B kinase subunit γ は NF-κB を活性化させる. X 染色体の不活性化によるライオン (Lyon) 現象が生じ, ブラシュコ線に沿った病変部が生じる. 皮膚症状は第 1 期の炎症期, 第 2 期の疣状苔癬期, 第 3 期の色素沈着期, 第 4 期の色素消退期の経過をたどる. 第 3 期に灰褐色から褐色病変部が列序性に顕在化する. 第 2 期メラノサイトのメラノソーム数が増加し, ケラチノサイトのメラノソーム数も増加する[2]. 真皮内に滴落したメラノソームを貪食したメラノファージが観察される[2]. 第 3 期ではメラノファージ内のメラノソーム数がより増加する[2]. 続発性に真皮メラノーシスが生じる.

c) 網状色素沈着症

(1) 遺伝性対側性色素異常症 (dyschromatosis symmetrica hereditaria) (図 2)

ADAR1 遺伝子変異により生じる常染色体顕性遺伝性皮膚疾患である. ADAR1 は二本鎖 RNA と結合しアデノシンをイノシンへと変換する RNA 編集酵素である. 手背足背の色素斑と脱色素斑が生じる. 顔面に雀卵斑様皮疹が生じる. 色素斑部ではメラノサイトのメラノソーム数が減少していることから, メラノサイトからケラチノサイトへの移送の亢進が示唆される[3]. 脱色素斑部ではメラノサイトの数が減少し, メラノサイトに未熟なメラノソームがわずかとなる[3].

(2) 遺伝性汎発性色素異常症 (dyschromatosis universalis hereditaria)

1 型は SASH1, 3 型は ABCB6 の遺伝子変異により生じる. 2 型は原因遺伝子が 12q21-q23 の領域に存在する. 常染色体顕性遺伝性皮膚疾患である. SASH1 は MSH/MC1R/SASH1 のシグナル伝達経路に関わる. ABCB6 は構造蛋白の層板状骨格形成に関与する. 全身に色素斑と脱色素斑が生じる. 色素斑部ではメラノサイト, ケラチノサイトともにメラノソーム数が増加し, 脱色素斑部ではメラノサイト, ケラチノサイトともにメラノソームが消失している[4].

(3) 網状肢端色素沈着症（北村）（reticulate acropigmentation of Kitamura）

ADAM10 遺伝子変異により生じる常染色体顕性遺伝性皮膚疾患である．ADAM10 は Notch シグナルに関与する．手背と足背の網状色素斑を生じる．掌蹠に点状陥凹を生じ得る．色素斑部では，メラノサイトが増え，メラノソーム産生量が増加し，ケラチノサイトでもメラノソーム数が増加する[5]．ケラチノサイトでメラノソームが複合体を形成する[5]．

(4) Dowling-Degos 病（Dowling-Degos disease）

1 型は *KRT5*，2 型は *POFUT1*，4 型は *POGLUT1*，5 型は *PSENEN* の遺伝子変異により生じる．3 型は原因遺伝子が 17p13.3 の領域に存在する．常染色体顕性遺伝性皮膚疾患である．*KRT5* はケラチン 5，*POGLUT1* は O-グルコシル基転移酵素 1（protein O-glucosyltransferase 1），*POFUT1* は O-フコシル基転移酵素 1（protein O-fucosyltransferase 1），*PSENEN* はプレセニリン転写促進蛋白 2（presenilin enhancer protein 2）をコードする．ケラチン 5 は表皮基底層で発現し，メラノサイトからケラチノサイトへの移送，ならびにケラチノサイトでのメラノソームの移動に関与する．POFUT1，POGLUT1，PSENEN は Notch シグナルに関与する．典型例では，網状色素斑が腋窩，鼠径部，乳房下部，頸部屈曲部に生じる．1 型は古典型（classical flexural DDD），全身に生じるタイプ（generalized DDD），棘融解を伴うタイプ（Galli-Galli disease），2 型は全身に脱色素斑も併発し得るタイプ（generalized DDD with or without hypopigmentation），4 型は屈曲部以外に生じるタイプ（non-flexural DDD），全身に生じるタイプ，化膿性汗腺炎を併発するタイプ（DDD associated with hidradenitis supprativa），5 型は鼠径部に生じるタイプ（scrotal DDD）と化膿性汗腺炎を併発するタイプがある[6]．メラノサイト数に変化はないが，メラノソーム産生数が増加し，ケラチノサイトのメラノソーム数が増加し，細胞質内に散在性に分布しやすい[6]．

(5) 色素沈着型単純型表皮水疱症（epidermolysis bullosa simplex with mottled pigmentation）

KRT5 と *KRT14* の遺伝子変異で生じる常染色体顕性遺伝性皮膚疾患である．*KRT5* はケラチン 5，*KRT14* はケラチン 14 をコードする．ケラチン 5 とケラチン 14 は表皮基底層で発現し，ヘテロ 2 量体を形成する．全身に網状の色素斑が生じる．色素斑部では，メラノサイトと一部のケラチノサイトにメラノソームの集積が観察される[7]．

d）色素斑を生じる疾患

(1) LEOPARD 症候群（LEOPARD syndrome：noonan syndrome with multiple lentigines）

1 型は *PTPN11*，2 型は *RAF1*，3 型は *BRAF* の遺伝子変異により生じる常染色体顕性遺伝性皮膚疾患である．RAS-mitogen-activated protein kinase（MAPK）経路は，細胞増殖，分化，生存に関与する細胞内シグナルである[8]．RAS/MAPK 経路関連遺伝子の遺伝子変異により RASopathy が生じる[8]．RASopathy に関連する色素異常は LEOPARD 症候群（多発性色素斑を伴うヌーナン症候群），神経線維腫症 I 型，Legius 症候群で生じる[8]．LEOPARD 症候群は，多発性色素斑（lentigines），心電図異常（electrocardiographic conduction abnormalities），眼間隔離（ocular hypertelorism），肺動脈狭窄（pulmonary stenosis），性器形成異常（abnormalities of genitalia），成長発達障害（retardation of growth），難聴（deafness）を示す症候群である．近年の遺伝子解析により，ヌーナン症候群と同一遺伝子異常を有し，多発性の色素斑を示すタイプであることが明らかとなった．色素斑部では，メラノサイトは増数し，メラノサイトとケラチノサイトに巨大メラノソームとメラノソーム複合体，メラノサイトに顆粒状メラノソームが観察される[9]．

(2) Lentiginous phenotypes

SASH1 と *PTPN11* の遺伝子変異により生じる

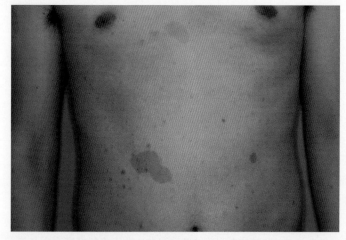

図 3.
23 歳，男性．神経線維腫症 I 型
胸腹部にやや色調の濃い色素斑(カフェオ
レ斑)と鋸歯状で小型の色素斑(小レクリン
グハウゼン斑)を認める

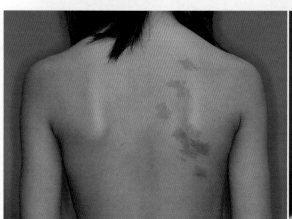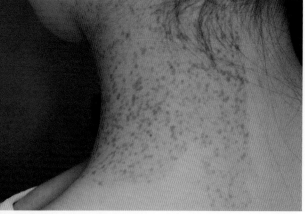

図 4．扁平母斑   a│b

a：9 歳，女児．右上背部に複数の褐色斑が生じている．
　皮膚モザイクが示唆される．
b：23 歳，女性．左項部から頸部にかけて，淡褐色斑と
　その病変部内に褐色斑が多発している．

常染色体顕性遺伝性皮膚疾患である．露光部に色
素斑が多発する．メラノサイトが増数し，メラニ
ン生合成が亢進する．

e）カフェオレ斑を生じる疾患

(1) 神経線維腫症 I 型(neurofibromatosis type I)（図 3）

NF1 による遺伝子変異により生じる常染色体
顕性遺伝性皮膚疾患である．*NF1* がコードする
neurofibromin は RAS-MAPK 経路を抑制性に制
御する．カフェオレ斑(café-au-lait spots)，小レ
クリングハウゼン斑：特に腋窩色素斑(axially
freckling)や鼠径部色素斑(inguinal freckling)，
大型の色素斑，有毛性褐青色斑が生じる．神経線
維腫症 I 型のカフェオレ斑と色素斑ともに，メラ
ノサイトが増え，メラノソーム産生量が増加し，
ケラチノサイトでもメラノソーム数が増加す
る[10]．メラノソーム複合体が生じ得る[10]．有毛性
褐青色斑では真皮メラノサイトーシスが生じてい
る．

(2) レジウス症候群(Legius syndrome)

SPRED1 による遺伝子変異により生じる常染
色体顕性遺伝性皮膚疾患である．SPRED1 は
RAS-MAPK 経路を抑制性に制御する．カフェオ
レ斑が生じるが，神経線維腫が生じない．

2．先天性色素増強

a）扁平母斑(nevus spilus：speckled lentiginous nevus)（図 4-a, b）

出生時，乳幼児期，ときに思春期から生じる淡

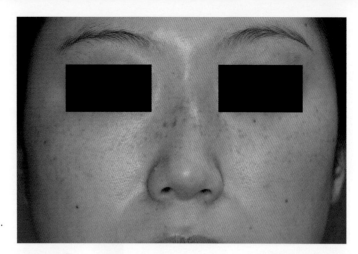

図 5.
24 歳, 女性. 雀卵斑
顔面正中部に小型の褐色斑が多発している.

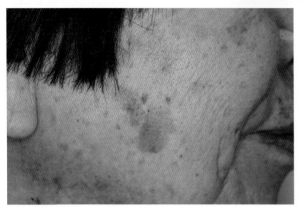

図 6. 76 歳, 女性. 老人性色素斑(日光黒子)
右頬部に褐色斑を認める.

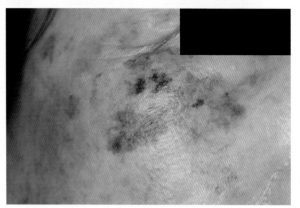

図 7. 76 歳, 女性. 悪性黒子
右頬部に濃淡があり, 辺縁不整な褐色斑を認める.

褐色色素斑である. 褐色色素斑を併発し得る. HRAS の機能獲得型モザイク変異が同定され得る[11]. HRAS は RAS/MAPK 経路を亢進させることから, 扁平母斑の一部はモザイク RASopathy と考えられる[8]. メラノサイト数が増加するとともに, メラノサイトでのメラノソーム産生量が亢進し, 表皮基底層ケラチノサイトのメラノソーム含有量が増加する.

3. 後天性色素増強

a) 雀卵斑(freckle)(図 5)

小型の不規則な形をした色素斑が露光部に多発する. 顔面正中部に生じやすい. 日本人では MC1R の機能欠損型多型により生じやすい. 常染色体顕性遺伝形式をとる. 欧米人では赤毛色白皮膚(red-hair color phenotype)と雀卵斑が生じやすい. 活性化したメラノサイトが増え, 大型のメラノソームを多量に産生し, ケラチノサイトに転送される[12]. メラノソームが真皮に滴落し, メラノファージも存在する[12].

b) 老人性色素斑(senile lentigine), 日光黒子(solar lentigine)(図 6)

中年以降の露出部に生じる褐色色素斑である. メラノサイト数が増加, 活性化し, 大型のメラノソーム産生量が亢進し, ケラチノサイトのメラノソーム含有量が増加する[12].

悪性黒子(lentigo maligna)(図 7)が鑑別診断に重要である. 悪性黒子は悪性黒色腫の in situ 病変であり, 早期診断, 早期治療が重要である.

c) 光線性花弁状色素斑

色白皮膚の人が, 海水浴などで肩や上半身に強い紫外線に曝露したのち, 数か月後から生じる花弁状の色素斑である. 老人性色素斑に似た病態を示す.

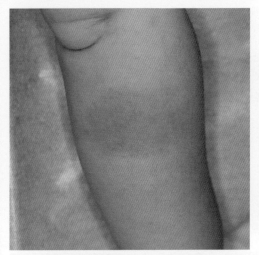

図8. 5か月，男児．異所性蒙古斑
右前腕に淡青褐色斑が生じている．

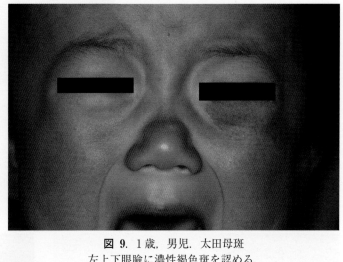

図9. 1歳，男児．太田母斑
左上下眼瞼に濃性褐色斑を認める．

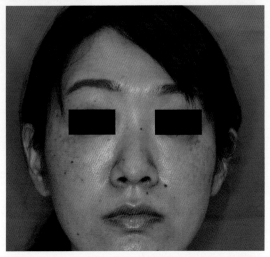

図10. 40歳，女性．後天性真皮メラノサイトーシス
両上頬部に小型の褐色斑を認める．

真皮性色素増強疾患

1．真皮メラノサイトーシス

a）蒙古斑（Mongolian spot）・異所性蒙古斑（ectopic Mongolian spot）（図8）

胎生期の真皮メラノサイトの残存により生じる．メラノサイト前駆細胞であるメラノブラストは，胎生期に神経堤細胞から分離，遊走し，真皮側から表皮基底層に定着する．真皮メラノサイトがメラニンを産生することにより生じる．蒙古斑は下背部，仙骨部，尾骨部に生じる青色斑である．異所性蒙古斑はそのほかの領域に生じた青色斑で

ある．蒙古斑は学童期までに自然消退傾向を示すが，異所性蒙古斑は自然消退しにくい．

b）太田母斑（図9）

胎生期の真皮メラノサイトの残存により生じると考えられている．出生後しばらくして，もしくは思春期以降に生じる青色斑である．真皮メラノサイトがメラニン色素を産生すると生じる．

c）後天性真皮メラノサイトーシス（図10）

胎生期の真皮メラノサイトの残存により生じると考えられている．思春期以降もしくは中年期以降に生じる，両上頬部に生じやすい褐色から褐紫色の小型で多発する癒合傾向のない色素斑である．

2．真皮メラノーシスを主体とする疾患

a）Erytmema dischromicum perstans（ashy dermatosis）（図11）

スレートがかった灰色から青褐色色素斑を呈する色素斑が多発融合し得る．初期病変は辺縁に紅斑が生じる．小児例では，メラノサイトとケラチノサイトで未熟なメラノソームが観察されるとともに，ケラチノサイトでは細胞質内に散在性に分布し得る[13]．成人例では，ケラチノサイトでは成熟したメラノソームが細胞質内に散在性に分布する．メラノサイトとケラチノサイト間のメラノソーム転送障害によりメラノソームが真皮に滴落する[13]．真皮マクロファージが滴落したメラノソームを貪食し，真皮上層にメラノファージとして観察される[13]．

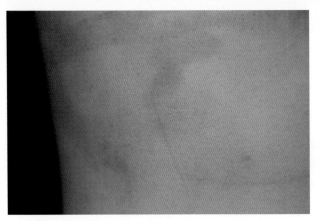

図 11. 33 歳，女性．Erytmema dischromicum perstans
右側胸腹部にややスレートがかった褐色斑を認める．

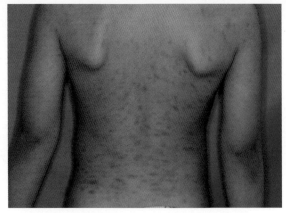

図 12. 4 歳，女児．特発性多発性斑状色素沈着症
背部にクリスマスツリー状に分布した多発性の褐色斑を認める．

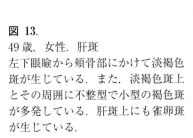

図 13.
49 歳，女性．肝斑
左下眼瞼から頬骨部にかけて淡褐色斑が生じている．また，淡褐色斑上とその周囲に不整型で小型の褐色斑が多発している．肝斑上にも雀卵斑が生じている．

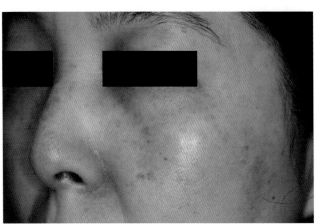

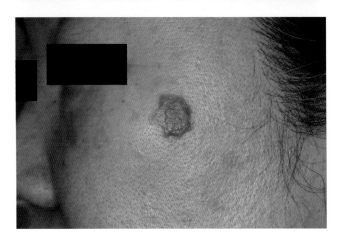

図 14.
46 歳，女性．脂漏性角化症
左頬部に褐色腫瘤が生じている．

b）特発性多発性斑状色素沈着症（Idiopathic eruptive macular pigmentation）（図 12）

多発性，円形から楕円形，褐色，褐紫色，灰色の色素斑である．表皮基底層のメラニン顆粒増加と真皮へのメラニン顆粒滴落，メラノファージが観察される[14]．メラノサイト数に変化はないが，ケラチノサイトでの成熟したメラノソーム含有量が増加する[14]．

表皮・真皮性色素増強疾患

肝斑(melasma)(図 13)

中年女性に生じやすい．頬骨部，眼周囲，口周囲，頬部外側に，褐色色素斑を呈する．メラノサイトが活性化し，ケラチノサイトのメラノソーム量が増加する[15]．基底膜が菲薄化もしくは消失し，メラノサイトが真皮側へ突出する[15]．メラノソームが真皮へ滴落し，メラノファージが真皮上層に定着する[15]．

表皮肥厚(epidermal hyperplasia)による相対的な色調増強

脂漏性角化症(seborrheic keratosis)(図 14)

表皮が肥厚し，相対的にメラニン色素量が増加するため，色調が増強される．

色調に関与する内因性，外因性物質の沈着

外因性として銀皮症など，内因性としてヘモジデローシスなどがある．

さいごに

色素増強疾患は様々な病態がある．色素増強は主にメラニン色素の動態が反映される．疾患ごとに病態を理解すると治療戦略を策定しやすくなる．中年期女性の顔面には，肝斑，老人性色素斑，後天性真皮メラノサイトーシス，雀卵斑などが併発，併存する場合がある．症例ごとに的確に診断し，優先順位をつけて治療する．

文　献

1) Wang T, et al：Familial progressive hyperpigmentation：A family resurvey and ultrastructural skin investigation. *J Cutan Pathol*, **44**：948-950, 2017.

2) Schamburg-Lever G, et al：Electron microscopy of incontinentia pigmenti. *J Invest Dermatol*, **61**：151-158, 1973.

3) Kondo T, et al：Six novel mutations of the *ADAR1* gene in patients with dyschromatosis symmetrica hereditaria：histological observation and comparison of genotypes and clinical phenotypes. *J Dermatol*, **35**：395-406, 2008.

4) Kim NS, et al：Dyschromatosis universalis hereditaria：an electron microscopic examination. *J Dermatol*, **24**：161-164, 1997.

5) Mizoguchi M, et al：Behavior of melanocytes in reticulate acropigmentation of Kitamura. *Arch Dermatol*, **121**：659-661, 1985.

6) Stephan C, et al：Dowling-Degos disease：a review. *Int J Dermatol*, **60**：944-950, 2021.

7) Nagai H, et al：Epidermolysis bullosa simplex with mottled pigmentation with noncicatricial alopecia：identification of a recurrent p.P25L mutation in *KRT5* in four affected family members. *Br J Dermatol*, **174**：633-635, 2016.

8) 大磯直毅：RASopathy 関連色素異常．臨皮，**72**：16-20, 2018.

9) Bhawan J, et al：Giant and "granular melanosomes" in Leopard syndrome：an ultrastructural study. *J Cutan Pathol*, **3**：207-216, 1976.

10) Amer M, et al：Lentiginous macules and patches of neurofibromatosis(an approach to better terminology). *J Eur Acad Dermatol Venereol*, **15**：39-42, 2001.

11) Sarin KY, et al：Activating *HRAS* mutation in nevus spilus. *J Invest Dermatol*, **134**：1766-1768, 2014.

12) Praetorius C, et al：Sun-induced freckling：ephelides and solar lentigines. *Pigment Cell Melanoma Res*, **27**：339-350, 2014.

13) Oiso N, et al：Erythema dyschromicum perstans in a Japanese child. *Pediatr Dermatol*, **29**：637-40, 2012.

14) Tsai WC, et al：Progression of idiopathic eruptive macular pigmentation in a girl from childhood to adolescence：case report and literature review. *Pediatr Dermatol*, **33**：e299-e302, 2016.

15) Kwon SH, et al：Melasma：Updates and perspectives. *Exp Dermatol*, **28**：704-708, 2019.

カラーアトラス

好評

爪の診療実践ガイド

改訂第2版

編集 **安木良博**（佐賀記念病院 / 昭和大学）
田村敦志（伊勢崎市民病院）

| 2021年6月発行　B5判　274頁
| 定価7,920円(本体7,200円＋税)

さらに
詳しくはこちら！

カラーアトラス
爪の診療
実践ガイド
改訂第2版
編集 ◉ 安木良博（佐賀記念病院/昭和大学）
田村敦志（伊勢崎市民病院）
全日本病院出版会

大好評書籍の改訂版がボリュームアップして登場！

爪の解剖や年代別特徴などの基礎知識から、画像診断、各疾患の治療法まで多数の臨床写真をもとに詳説。
特に過彎曲爪の保存的治療、薬剤による爪障害、生検の仕方を含めた爪部の病理組織、麻酔・駆血法についての新項目を加え、各分野のエキスパートが症例写真・文献・最新知見の追加等を行いました！基礎から実践まで徹底網羅した、爪診療に携わるすべての方必読の一書です！

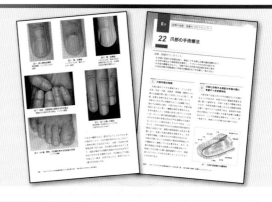

目次

全日本病院出版会
www.zenniti.com

〒113-0033 東京都文京区本郷 3-16-4　Tel:03-5689-5989
Fax:03-5689-8030

MB Derma, 330：52-64, 2023.

◆特集／色素異常症診療のポイント

尋常性白斑，病態と治療について

種村　篤*

Key words：尋常性白斑(vitiligo)，メラノサイト(melanocyte)，最新の病態(current pathogenesis)，個別化医療(precision medicine)

Abstract　尋常性白斑(vitiligo)は遺伝的・環境的要因を背景として後天的にメラノサイトもしくはメラノサイト前駆細胞が枯渇し，全身に脱色素斑を生じる疾患である．大きく分節型と非分節型に分けられ，特に非分節型白斑の病態にメラノサイト自身の異常とメラノサイトに対する自己免疫応答の制御不全が大きく関与していることがわかってきた．一方，分節型の病態は不明な点が多いが，皮膚もしくはメラノサイトのモザイクにより生じる可能性が示唆されている．白斑の治療には外用療法，紫外線治療，外科的移植などがあり，病態を正しく理解して最適な治療を行うことが極めて重要である．近年 JAK(ヤヌスキナーゼ)阻害剤による白斑治療の開発が急速に進んでおり，本稿では最新の白斑の病態，一般的な白斑治療から JAK 阻害剤，個別化白斑診療を行うために我々臨床医が考えるべき事項について私案を交えて概説する．

はじめに

　尋常性白斑は後天性に生じる脱色素性疾患の1つであり，全人口の約 0.5～1% が罹患するといわれている[1]．近年の国際分類では尋常性白斑を英訳した vitiligo vulgaris の「vulgaris」は省かれ，白斑(vitiligo)と分節型白斑(segmental vitiligo)に大別している．本稿では便宜上，皮膚分節に沿って発症する分節型白斑とそれ以外の非分節型白斑と分けて説明する．まず，尋常性白斑を治療する前にその他の脱色素性疾患を正確に除外する必要があり，我々は2012年尋常性白斑診療ガイドラインを用いて鑑別診断している[2]．特に日常診療に於いて，小児白斑では，*Malassezia furfur* の表在性感染である癜風や白色粃糠疹に加え，先天性に分類されるが1～3歳頃に気づくことが多い脱色素性母斑が鑑別に重要である．成人白斑で急速に

進行する症例は，ブドウ膜炎・難聴・髄膜炎などを合併する Vogt-Koyanagi-Harada 病との鑑別を要し，ときに眼科や耳鼻科へコンサルトを行う．これらを除外し尋常性白斑と診断したあと，特に非分節型では合併疾患のスクリーニングを行う必要がある．具体的には，Ⅰ型糖尿病，Addison 病，円形脱毛症などに加え，甲状腺機能亢進症もしくは低下症の頻度が 0.62～12.5%，抗サイログロブリン抗体やペルオキシダーゼ抗体が 14.9～53.3% と高率に陽性となる[3,4]．日本人白斑のデータでは非分節型白斑の 20.3% に自己免疫疾患の合併がみられ，甲状腺疾患 12%，円形脱毛症 5.3% と報告されている[5]．したがって，これらの合併疾患を見つけ出すスクリーニング血液検査や，抗甲状腺抗体陽性症例には FT3，FT4，TSH値，甲状腺エコーによる精査が必要である．また，尋常性白斑患者の 20～30% に家系内発症がみられるため，家族歴を聴取する[6]．尋常性白斑の診断が不確定な場合，生検にてメラノサイトが減少もしくは消失していることを確認する必要がある．

---

* Atsushi TANEMURA，〒565-0871 吹田市山田丘 2-2　大阪大学大学院医学系研究科皮膚科学講座，准教授

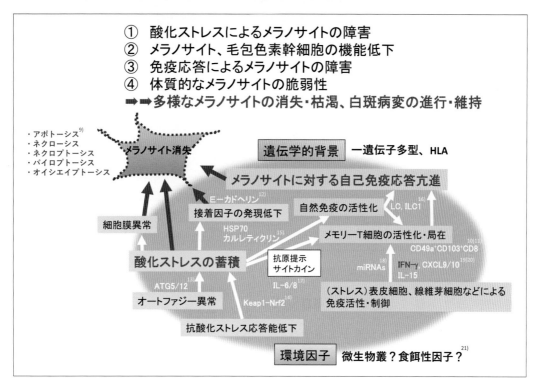

① 酸化ストレスによるメラノサイトの障害
② メラノサイト、毛包色素幹細胞の機能低下
③ 免疫応答によるメラノサイトの障害
④ 体質的なメラノサイトの脆弱性
➡➡ 多様なメラノサイトの消失・枯渇、白斑病変の進行・維持

・アポトーシス[9]
・ネクローシス
・ネクロプトーシス
・パイロプトーシス
・オイシエイプトーシス

メラノサイト消失

遺伝学的背景　一遺伝子多型、HLA

メラノサイトに対する自己免疫応答亢進

E-カドヘリン[12]
接着因子の発現低下

自然免疫の活性化　　LC, ILC1[16]

細胞膜異常

HSP70
カルレティクリン[15]

メモリーT細胞の活性化・局在
CD49a⁺CD103⁺CD8[10][11]

酸化ストレスの蓄積

抗原提示
サイトカイン

miRNAs[18]　IFN-γ, CXCL9/10[19][20]
IL-15

ATG5/12[13]

IL-6/8[17]

Keap1-Nrf2[14]

（ストレス）表皮細胞、線維芽細胞などによる
免疫活性・制御

オートファジー異常

抗酸化ストレス応答能低下

環境因子　微生物叢？食餌性因子？[21]

図 1. （非分節型）白斑で考えられる病態

尋常性白斑の病態

白斑は何らかの原因でメラノサイトが減少もしくは消失し，脱色素斑を生じる疾患である．その病態は未だ完全に解明されているわけではないが，近年の研究で多くの病態が明らかになってきた．主に非分節型では一遺伝子多型やHLA型などの遺伝学的背景および環境因子を背景に，① メラニン合成過程で生じた活性酸素などの酸化ストレスによるメラノサイトの障害，② メラノサイトもしくはメラノサイト幹細胞の機能低下，③ メラノサイトに対する細胞障害性の自己免疫応答，さらに，④ そもそも白斑患者さんのメラノサイトが酸化ストレスに脆弱であることなどが複合的に影響し，遺伝的因子および環境因子を背景に最終的にメラノサイトが消失し，白斑病変が進行もしくは維持される．興味深いことに，1970～2004年のあいだに白斑の発症年齢が上昇し成人白斑では二相性の発症ピークがあることや[7]，白斑患者の配偶者で白斑発症リスクが1.89～1.96倍上がることが報告された[8]．したがって，HLAや一遺伝子多型などの遺伝的因子に加え現代の白斑発症に生活環境因子の影響がより大きく関わっていると考える．現在報告されている白斑の病態を図1にシェーマとして示す．白斑メラノサイトの消失にはアポトーシスだけではなくネクローシス，ネクロプトーシス，パイロプトーシス，オキシエイプトーシスなど多様なメカニズムが働いているとされる[9]．オートファジー異常や抗酸化ストレス応答能が低下しメラノサイト内の酸化ストレスが蓄積しメラノサイト死を生じる，もしくはE-カドヘリンなどの接着因子が低下しメラノサイトが基底層から離脱，細胞膜異常も細胞死の原因となる．一方，白斑病変部の自然免疫の活性化，メラノサイト抗原の提示，IFN-γを基軸としたメラノサイト周囲の表皮細胞や線維芽細胞による免疫環境の変化が誘因として最近ではCD49a＋CD103＋CD8T細胞が活性化しメラノサイトに対する自己免疫応答が亢進していることが明らかになった[10][11]．図1にある主な関連因子の詳細は追記した各引用文献を参照していただきたい[12)~21)]．一見おとなしい白斑組織に潜むこれらの複雑な病態を正しく理解し対処することが真の白斑治療につながる[22]．

表 1. 各ガイドラインで推奨される治療の比較

	1996 年米国	2008 年英国	2013 年欧州	2012 年日本
外用療法	・ステロイド	・ステロイド ・カルシニューリン阻害剤：成人・小児ともにステロイド外用抵抗性の場合 ・ビタミン D₃外用は推奨しない	・ステロイド：1 日 1 回連日 3 か月または隔日 6 か月 ・カルシニューリン阻害剤：1 日 2 回まず 6 か月	・ステロイド ・カルシニューリン阻害剤（保険適用なし）：**治療効果が高いが安全性不明，3〜4 か月を目途に判定** ・**ビタミン D₃外用**（保険適用なし）：光線療法との併用
全身療法	記載なし	ステロイド内服は副作用面で推奨しない	ステロイド内服：**急速進行例**でデキサメサゾン2.5 mg/日，週 2 回，3〜6 か月考慮	**進行例**でステロイド内服
外科治療	ミニグラフト SBT＋PUVA タトゥー	**12 か月**以上変化ない症例 SBT が最適	分節型，6 か月〜2 年変化のない症例	**12 か月**変化がない，整容部位のみに適応

尋常性白斑の診療（治療）で考慮すべき 8 項目

実際白斑患者を診療するときに私が考慮する 8 項目を列記する．① 病型には分節型と非分節型があり，治療法や臨床経過が異なる．分節型では外科治療の適応になりやすい．② 年齢について，小児白斑では自然寛解する可能性が高い・治療反応性が高い・紫外線治療に制限があるなどの特徴がある[23]．③ これまでの治療歴，罹病期間，関連疾患の有無を詳細に問診・検索したうえで，個人差はあるが罹病期間が短いほどメラノサイトもしくは前駆細胞が残存しており，色素再生しやすいとされる．④ 病変の拡がり・面積を定量化するため VASI, VETFa, VES 法などが提案されており[24]，適宜使いやすい方法を用いて計測する．⑤ 患者の治療希望のある部位を問診し，部位により治療反応性を理解することも重要である．顔面頸部は反応しやすく，肢端部・粘膜面は反応しにくい[25]．⑥ 疾患活動性を把握するため，VIDA スコアリングや活動性サインである confetti-like（紙吹雪様），ケブネル，3 色病変の有無を観察する[26]．特に confetti サインがある場合，活動性が高くケブネルは小児白斑に生じやすい．⑦ 白斑病変内にメラノサイト（メラノサイト前駆細胞）が残存するかどうかは色素再生を予測するうえで重要であり，白毛がみられたり Wood 灯で残存色素がみられない真白い病変では色素再生が乏しい可能性がある[27]．⑧ 色素再生のパターンは整容的な治療を達成するうえで考慮すべき項目である．このよう

に，尋常性白斑は整容的な治療を達成するうえで多種多様な臨床的因子が影響するため，各症例・各病変を的確に評価し，個別化した最適な医療 precision medicine を実践することが重要である．

尋常性白斑の治療法

欧米を中心に白斑治療のガイドラインが提唱されており，国内でも 2012 年刊行の尋常性白斑診療ガイドラインに治療法が掲載されている[28]〜[32]．白斑治療には大きく外用療法，紫外線治療，ステロイドなどによる全身の免疫制御，および外科治療の 4 つの柱がある．**表 1** のように現在公表されている主なガイドラインで推奨されている治療を比較すると，外用療法ではステロイドに加え海外ではカルシニューリン阻害剤（タクロリムスとピメクロリムスの 2 種類）が一般的に使用されているが，国内では安全性不明と記載されている．また，活性型ビタミン D₃は海外で推奨されず，国内では紫外線治療との併用が記載されている．なお，カルシニューリン阻害剤とビタミン D₃は白斑に保険適用がない．全身療法では進行例にステロイド内服，外科治療では 12 か月変化がないことが目安になっている．海外では外科治療として，メラノサイトを含む表皮単細胞や外毛根鞘細胞移植が積極的に行われているが，国内では再生医療法の制約もあり普及しておらず，当科で計 5 症例に非培養表皮単細胞移植の臨床研究を実施した．また光線療法の取り扱いを比較すると，1996 年米国では内服・外用 PUVA が主流，2008 年英国では照射

表 2. 米国・欧州・日本での光線療法の比較

1996 年米国	2008 年英国	2013 年欧州	2012 年日本	2017 年白斑ワーキンググループ
内服・外用 PUVA が最も有効 ・外用 PUVA 体表面積の 20% 以下，5 歳以上で限局性白斑に適応． 週 1～3 回照射 ・内服 PUVA 12 歳以上，外用 PUVA で難治もしくは広範囲	外用が無効な成人に対し適応 ・PUVA 皮膚色の濃い患者，小児には推奨しない． スキンタイプⅠ～Ⅲで上限 150 回 ・NBUVB 非分節型． **スキンタイプⅠ～Ⅲで上限 200 回** ビタミン D₃外用の併用すべきでない	・PUVA NBUVB＞内服 PUVA ・NBUVB **非分節型に第 1 選択**．週 2，3 回照射 ・エキシマランプ（レーザー） **限局病変に適応** **3～6 か月照射し効果を検証，最長 2 年まで** ステロイド・タクロリムス外用併用がよい **ビタミン D₃外用併用は勧められない**	16 歳以上 ・PUVA：推奨度 B ・NBUVB：推奨度 B **第 1 選択**，週 1～3 回照射，**最長 6 か月もしくは 60 回照射** ・エキシマライト（レーザー）：推奨度 C1 治療効果が期待できる皮疹に対し， **ビタミン D₃外用併用を考慮してもよい**	7～10 歳頃から週 2，3 回照射． **スキンタイプⅣ～Ⅵでは回数の上限を設けない．** Ⅰ～Ⅲでも結論には至っていない．

注）乾燥肌には照射前ミネラルオイルを外用すると紫外線の浸透性が高まる

回数が記載され，ナローバンド UVB（以下，NBUVB）はスキンタイプⅠ～Ⅲで上限 200 回と設定された．2013 年欧州では NBUVB が非分節型の第 1 選択とされ，エキシマランプ（レーザー）が限局病変に適応とされている．現在ターゲット型 NBUVB 装置が開発され，海外では自宅照射用の器械も普及している．3～6 か月照射し最大 2 年まで，ステロイドやカルシニューリン阻害剤外用の併用が推奨され，ビタミン D₃外用は勧めていない．国内では，16 歳以上の適応で最長 6 か月もしくは 60 回照射と厳しく設定され，ビタミン D₃の併用を考慮してもよいと記載されている．2017 年白斑ワーキンググループからの提案では，7～10 歳頃から週 2，3 回照射，多くの日本人が含まれるスキンタイプⅣ～Ⅵでは回数の上限は設けていない．このように徐々に光線療法の種類が変遷し，治療エビデンスが集積することにより照射法も年々，より詳細に記載されている（**表 2**）．

各種療法の白斑病態に対する作用

1．ステロイド

ステロイドは副腎皮質より産生され，生体活性を維持するため必須の生理活性物質である．ステロイドは細胞内のグルココルチコイド受容体に結合後核内に移行し，多くの遺伝子の転写を促進または抑制する．IL-2，IL-6，TNF-α などの向炎症性サイトカインの抑制作用があり，特に皮膚科領域では外用ステロイドが湿疹皮膚炎群の主な治療薬として汎用されている．白斑に対するステロイドの治療作用として，白斑局所の炎症を抑えることによりメラノサイトへの障害性を軽減する作用を有する．

2．免疫抑制剤（タクロリムス）

タクロリムス（FK506）は細胞内で FKBP（FK506 binding protein）と複合体を形成し，細胞内カルシウム刺激を受けたカルシニューリンと結合し，NFAT の脱リン酸化および核内移行を阻害することで，その下流にある IL-2 などの標的遺伝子の発現を抑え，主に T 細胞活性を抑制する．ステロイドと同様，白斑の抗免疫応答作用により治療効果を発揮するため，特に活動状態にある白斑に効果が期待される．さらに，タクロリムスにはメラノサイトへの作用も報告されており，MMP-2/9 の発現を上昇させメラノサイトの遊走を促進する[33]，ケラチノサイトからの SCF/MMP-9 の発現を上昇させメラノサイトおよびメラノブラストの増殖・遊走を促進する[34]，メラノーマ細胞株で cKIT の発現を上昇させメラニン合成を促進する[35]，メラノソームの成熟およびケラチノサイトへの輸送を促進する[36]など，様々な促進作用により白斑を改善する可能性がある．なお，最近タクロリムス軟膏の添付文書より発がんリスクに関する警告文が削除された．

3．紫外線治療

主に 308 nm のエキシマランプ（レーザー）と 311 nm の NBUVB が利用されている．色素再生

表 3. ガイドラインに掲載されている各種治療法の利点と欠点

		利 点	欠 点
ステロイド外用(TCS)		・臨床使用歴が長く，エビデンスが多い ・海外でのGLでも第1選択	・長期使用による副作用が懸念される
タクロリムス外用(TCI)		・エビデンスが集積され，白斑治療の第1選択になりつつある	・国内で紫外線との併用が控えられる ・保険未査収
活性型ビタミンD₃外用		・安全性が高い ・頭頸部に使用しやすい	・(特に単独使用での)エビデンスが不十分 ・保険未査収
紫外線治療	NBUVB	・GL上，紫外線治療の第1選択 ・エビデンスが豊富 ・全身照射が可能	・通院の手間がある ・健常部への照射により，白斑周囲が色素増強する ・幼少児への照射に制限がある
	エキシマ(ランプ・レーザー)	・照射時間が短い ・NBUVBより高い色素再生効果を報告する論文あり	
外科治療(吸引水疱蓋表皮移植・ミニグラフト)		・高率に色素再生が得られる ・分節型の症例がよい適応	・非分節型の活動期症例は適応にならない ・比較的侵襲あり
免疫抑制剤(ステロイド含む)		・進行の停止が期待出来る	・全身副作用が懸念される ・エビデンスが少ない

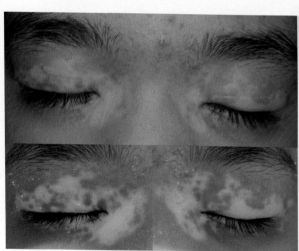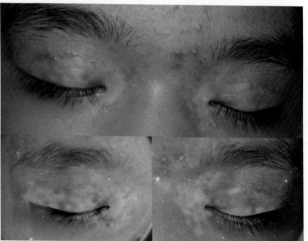

図 2. 10代，女性，非分節型 acrofacial type
a：局注前
b：局注2回後

a | b

の機序として，ケラチノサイトからのET-1・p53を介したaMSHの発現を亢進させ病変周囲および残存メラノサイトのメラニン産生を促進させる．また，UVBは毛包バルジ領域の色素幹細胞を分化・遊走させ毛孔性の色素再生効果がある[37]．ただし，紫外線はメラノサイト内外で酸化ストレスを産生するリスクがあるため，過剰な紫外線治療は控えるべきである．

各種治療法の比較

現在国内で行われている治療法の利点と欠点を表にまとめた(表3)．個々の症例・病変・病勢に応じて，場合によっては各種薬剤を併用し色素再生効果を高めることもある．例えば，タクロリムス外用とモメタゾン外用併用はタクロリムス外用単独より[38]，タクロリムス外用と紫外線治療の併用は紫外線治療単独よりそれぞれ優れた色素再生効果があった[39)40)]と報告されている．

白斑症例の呈示

"各種治療法をどのように使い分けるべきであろうか？"ここで，実際当科で治療した白斑症例

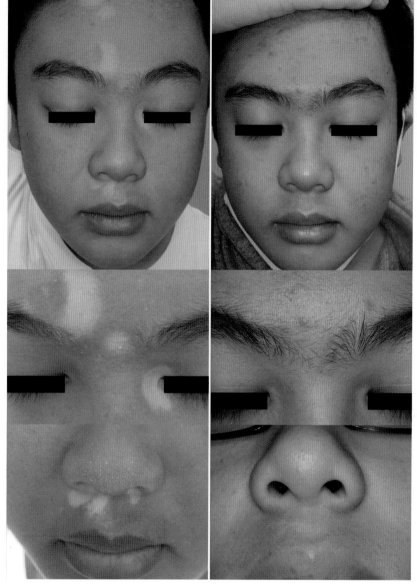

a | b 　　**図 3.** 10 代後半，男性，非分節型 acrofacial type
　　　a：治療前
　　　b：TCI 外用 3 か月後．白毛を伴っていないのも
　　　　治療反応性が良いサイン．

を呈示しながら治療選択の私案を述べる．なお，
保険適用外使用の症例を含んでいることを了承い
ただきたい．

　1．ステロイド局所療法

　10 代，女性，非分節型 acrofacial type，両側眼
瞼に紫外線治療を行うも拡大した．十分なイン
フォームドコンセントを行ったあと，ケナコルト
注計 20 mg/回を 5, 6 か所に分けて局所投与した．
その結果，辺縁および内部より著明な色素再生が

得られた（図 2）[41]．拡大する限局性・整容的な病変
に試してもよい治療である．

　2．タクロリムス外用

　特に頭頸部領域の小病変によい適応である．10
代後半の青年で非分節型 acrofacial type．前額正
中から眉間，内眼角，鼻孔部に白斑がみられ，タ
クロリムスを 1 日 2 回 3 か月外用し完全に消失し
た．これらの病変は白毛を伴っておらず治療反応
性が良好であった．また，ステロイドとは異なり

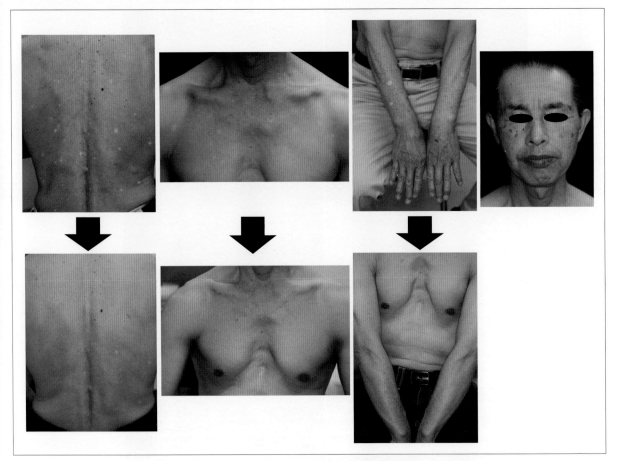

図 4. 60代, 男性, 非分節型 generalized type

長期使用による副作用の懸念はない(**図3**).

3. 紫外線治療

a) NBUVB

60代, 男性, 非分節型 generalized type で小指頭大の白斑が体幹に散在していた. 病変面積が広く背部など外用しづらい部位もあり, 全身NBUVBを週2回計21回照射しほぼ消失した(**図4**). その後週1回, 2週に1回, 月1回と徐々に照射回数を減らして治療を終了した. 特に再発していない.

b) エキシマランプ

40代, 男性, 非分節型 acrofacial type. 両側上眼瞼に白斑がみられ, 夏場の紫外線曝露により辺縁より色素再生がみられていた. ターゲット型のエキシマランプ照射を計15回施行しほぼ消失した(**図5**). 夏場に改善する場合紫外線治療のよい適応と示唆する症例である.

c) エキシマレーザー

60代, 女性, 非分節型 generalized type. 両側頸部〜肩部の白斑に対しエキシマランプ照射および外用併用を行ったが, 難治の網状脱色素斑が残存した. そこでエキシマレーザー照射を計15回行ったところ, 側頸部前面の白斑はほぼ消失し周囲の色素沈着もごく軽度で整容的な色素再生が得られた(**図6**)[42]. 欧米や韓国ではエキシマレーザーが普及しているが, 維持コストの問題などで国内では使用施設が限られている.

4. 外科治療

右顔面〜頸部に生じた分節型の7歳, 男児. 右鼻背・眉間より上口唇・頬部正中にかけ目立つ病変を認め, 右耳前部から下顎にも小病変が散在している. 整容部位に拡がっているため, 学校生活で大きな支障をきたしていた. 保存加療に抵抗したため, 全身麻酔下表皮水疱蓋移植術を施行した. 両側大腿部より持続陰圧吸引で表皮水疱蓋を採取し, 予め炭酸レーザーで表皮を剝削した白斑病変部に移植した. 術後2年, 図のように極めて

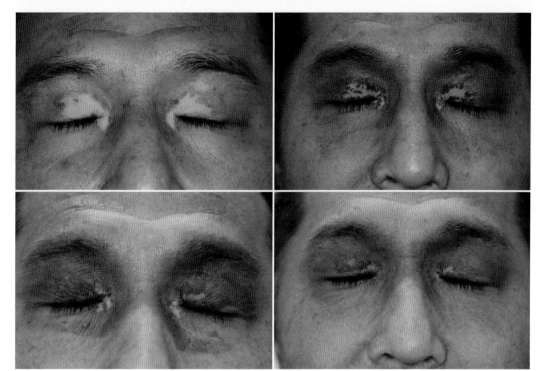

$$\frac{a\ |\ b}{c\ |\ d}$$

図 5. 40 代，男性，非分節型 acrofacial type
治療経過 a → b → c → d

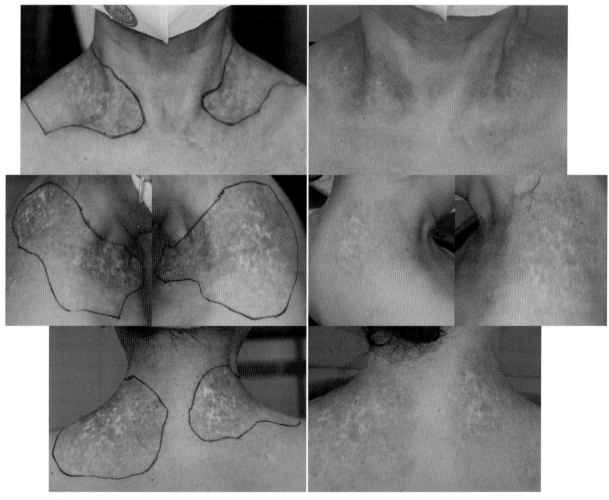

a | b   a．治療前   b．エキシマレーザー 15 回照射後

図 6. 60 代，女性，非分節型 generalized type

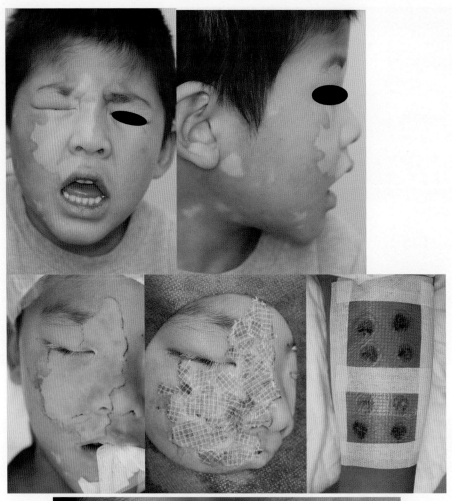

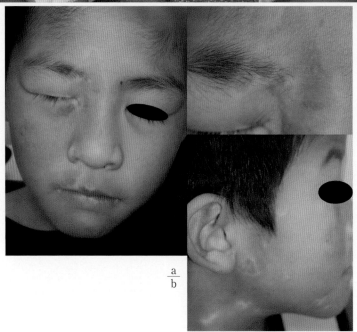

図 7. 7 歳，男児，分節型白斑
　　　a：治療前
　　　b：2 年後

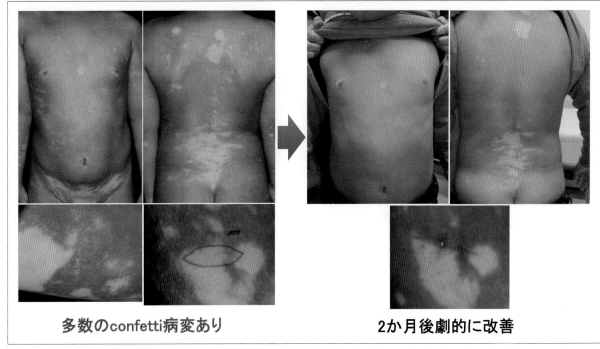

多数のconfetti病変あり　　　　2か月後劇的に改善

図 8. 8歳, 男児, 進行性非分節型白斑

良好な色素再生が得られ, 再発なくさらに右眉毛正中側の白毛も黒くなりご両親とも大変満足いただいた(図7). 本症例のように分節型で特に顔面など整容部位の安定した病変に対して, 積極的に外科治療を行ってよい.

5. ステロイド全身療法

急速に進行する非分節型白斑の8歳, 男児. 当科受診3か月前より全身に多発する脱色素斑が生じ, 体幹・四肢中心に左右対称性に分布しており, Wood灯を用いた観察で多数のconfetti病変が確認された. なお, 前述のようにconfetti病変は白斑の活動性を示す代表的なサインであり, ぜひ覚えていただきたい. メチルプレドニゾロン10mg/日内服を開始, 2か月後には大部分の白斑が消失しconfetti病変もみられなくなり, 極めて速やかな治療反応が得られた(図8). 急速に進行する非分節型の60代, 女性. メチルプレドニン500mg/日×3日ハーフパルス療法を3サイクル施行後, 進行が停止するとともに前額の多発病変がほぼ消失した(図9). その後, 約2年経過し, 外用療法のみで明らかな再発は認めていない. このような進行症例ではメラノサイトに対する強い免疫応答の活性化が疑われ, 早期の免疫制御が肝要と考える. これまで, 当科で進行性非分節型白斑症例26例(小児4例含む)にステロイド内服もしくは点滴療法を施行した. その結果, 80.8%に進行の停止もしくは色素再生が得られた. 一方, 治療関連有害事象は19.2%, 軽度の肝酵素上昇・高血圧・体重増加・不眠がみられたがいずれも一過性であった.

最新の尋常性白斑治療

最後に, 新しく注目されている白斑治療について紹介する. 近年, 非分節型白斑に於ける免疫応答の解析が急速に進んでおり, そのなかでも白斑病変部に生じる局所免疫環境が白斑の発症・維持に重要な役割を果たしていることが明らかになった. IFN-γシグナルが白斑ケラチノサイトに入り, 細胞内のJAK-STAT1経路を活性化しCXCL9/10を産生, その受容体であるCXCR3を発現する細胞障害性T細胞が表皮に遊走しグランザイムBやパーフォリンなどの分子を放出しメラノサイトを攻撃する. さらにはIFN-γがケラチノサイトを再活性化するというメカニズムが明

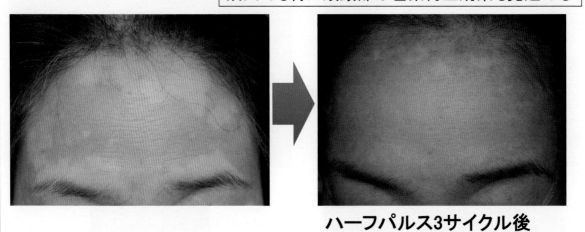

図 9. 60代，女性，進行性非分節型白斑

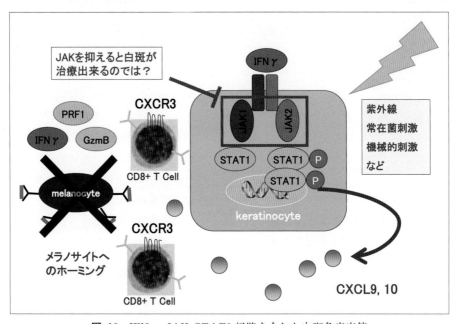

図 10. IFN-γ-JAK-STAT1 経路を介した白斑免疫応答

らかとなり，「IFN-γ-JAK-STAT1」軸の病態に対し JAK を標的とした治療応用がなされる時代が到来した（**図 10**）[43]．実際，海外中心に JAK 阻害剤による白斑の治験が行われており，例えば JAK 阻害内服薬のトファシニブを 10 例の白斑患者に使用したところ，5 例で色素再生が出現し特に紫外線治療との併用で効果が高かった[44]．また別の治験では，JAK 阻害外用薬のルクソリチニブクリームを 157 例の白斑患者に使用したところ，最も高濃度の 1.5% クリームを 24 週使用した時点で，顔面病変の色素再生 50% 達成率が有意に上昇したと報告している[45]．その他，JAK および関連した分子阻害剤を用いた治験が現在進行形で行われていることに加え[46]，白斑免疫に関わる細胞膜分子・サイトカインなどを標的とした治療薬の開発が急速に進んでいる．

おわりに

　尋常性白斑には大きく分節型と非分節型があり，分節型は不明な点が多く本稿では主に非分節型白斑について解説した．現在JAK阻害剤など新規白斑治療の候補が登場し，白斑の病態解明が加速的に進んでいる．今後グローバルコンセンサスのある，時代に沿った診療ガイドラインの策定が望まれる．同時に，各症例・各病変の違いを的確に理解し，我々臨床医は最適な個別白斑治療を目指すべきであると考える．

文　献

1) Lerner AB：On the etiology of vitiligo and gray hair. *Am J Med*, **51**(2)：141-147, 1971.

2) 鈴木民夫，金田眞理，種村　篤ほか：尋常性白斑診療ガイドライン．日皮会誌，**122**：1725-1740, 2012.

3) Ortonne JP, et al：Vitiligo and other hypomelanoses of hair and skin. *New York：Plenum Medical Book Co*, 129-310, 1983.

4) Cunliffe WJ, et al：Vitiligo, thyroid disease and autoimmunity. *Br J Dermatol*, **80**(3)：135-139, 1968.

5) Narita T, et al：Generalized vitiligo and associated autoimmune diseases in Japanese patients and their families. *Allergol Int*, **60**(4)：505-508, 2011.

6) Majumder PP, et al：Pattern of familial aggregation of vitiligo. *Arch Dermatol*, **129**(8)：994-998, 1993.

7) Roberts GHL, et al：The genetic architecture of vitiligo. *Pigment Cell Melanoma Res*, **33**(1)：8-15, 2019.

8) Kim HJ, et al：Familial Risk of Vitiligo among First-Degree Relatives and Spouses：A Population-Based Cohort Study in Korea. *J Invest Dermatol*, **141**(4)：921-924, 2021.

9) Chen J, et al：Mechanisms of melanocyte death in vitiligo. *Med Res Rev*, **41**(2)：1138-1166, 2021.

10) Cheuk S, et al：CD49a Expression Defines Tissue-Resident CD8＋T Cells Poised for Cytotoxic Function in Human Skin. *Immunity*, **46**(2)：287-300, 2017.

11) Boniface K, et al：Vitiligo Skin Is Imprinted with Resident Memory CD8 T Cells Expressing CXCR3. *J Invest Dermatol*, **138**(2)：355-364, 2018.

12) Wagner RY, et al：Altered E-Cadherin Levels and Distribution in Melanocytes Precede Clinical Manifestations of Vitiligo. *J Invest Dermatol*, **135**(7)：1810-1819, 2015.

13) Cui T, et al：HSF1-Dependent Autophagy Activation Contributes to the Survival of Melanocytes Under Oxidative Stress in Vitiligo. *J Invest Dermatol*, **142**(6)：1659-1669. e4, 2022.

14) Jian Z, et al：Impaired activation of the Nrf2-ARE signaling pathway undermines H_2O_2-induced oxidative stress response：a possible mechanism for melanocyte degeneration in vitiligo. *J Invest Dermatol*, **134**(8)：2221-2230, 2014.

15) Zhang Y, et al：Oxidative stress-induced calreticulin expression and translocation：new insights into the destruction of melanocytes. *J Invest Dermatol*, **134**(1)：183-191, 2014.

16) Tulic MK, et al：Innate lymphocyte-induced CXCR3B-mediated melanocyte apoptosis is a potential initiator of T-cell autoreactivity in vitiligo. *Nat Commun*, **10**(1)：2178, 2019.

17) Toosi S, et al：Vitiligo-inducing phenols activate the unfolded protein response in melanocytes resulting in upregulation of IL6 and IL8. *J Invest Dermatol*, **132**(11)：2601-2609, 2012.

18) Shi Q, et al：Oxidative stress-induced overexpression of miR-25：the mechanism underlying the degeneration of melanocytes in vitiligo. *Cell Death Differ*, **23**(3)：496-508, 2016.

19) Richmond JM, et al：Antibody blockade of IL-15 signaling has the potential to durably reverse vitiligo. *Sci Transl Med*, **10**(450)：eaam7710, 2018.

20) Martins C, et al：Vitiligo Skin T Cells Are Prone to Produce Type 1 and Type 2 Cytokines to Induce Melanocyte Dysfunction and Epidermal Inflammatory Response Through Jak Signaling. *J Invest Dermatol*, **142**(4)：1194-1205. e7, 2022.

21) Le Poole IC：Myron Gordon Award paper：Microbes, T-cell diversity and pigmentation. *Pigment Cell Melanoma Res*, **34**(2)：244-255, 2021.

22) Chen J, et al：Mechanisms of melanocyte death in vitiligo. *Med Res Rev*, **41**(2)：1138-1166, 2020.

23) Ezzedine K, et al：Latent class analysis of a series of 717 patients with vitiligo allows the

identification of two clinical subtypes. *Pigment Cell Melanoma Res*, **27**(1)：134-139, 2014.

24) Peralta-Pedrero ML, et al：Systematic Review of Clinimetric Instruments to determine the severity of Non-segmental Vitiligo. *Australas J Dermatol*, **60**(3)：e178-185, 2019.

25) Bae JM, et al：Phototherapy for Vitiligo：A Systematic Review and Meta-analysis. *JAMA Dermatol*, **153**(7)：666-674, 2017.

26) van Geel N, et al：Clinical significance of Koebner phenomenon in vitiligo. *Br J Dermatol*, **167**(5)：1017-1024, 2012.

27) Benzekri L, et al：Vitiligo Potential Repigmentation Index：a simple clinical score that might predict the ability of vitiligo lesions to repigment under therapy. *Br J Dermatol*, **168**(5)：1143-1146, 2013.

28) Drake LA, et al：Guidelines of care for vitiligo. American Academy of Dermatology. *J Am Acad Dermatol*, **35**(4)：620-626, 1996.

29) Gawkrodger DJ, et al：Guideline for the diagnosis and management of vitiligo. *Br J Dermatol*, **159**(5)：1051-1076, 2008.

30) Taieb A, et al：Guidelines for the management of vitiligo：the European Dermatology Forum consensus. *Br J Dermatol*, **168**(1)：5-19, 2013.

31) Oiso N, Suzuki T, et al：Guidelines for the diagnosis and treatment of vitiligo in Japan. *J Dermatol*, **40**(5)：344-354, 2013.

32) Mohammad TF, et al：The Vitiligo Working Group recommendations for narrowband ultraviolet B light phototherapy treatment of vitiligo. *J Am Acad Dermatol*, **76**(5)：879-888, 2017.

33) Lee KY, et al：Endothelin-1 enhances the proliferation of normal human melanocytes in a paradoxical manner from the TNF-α-inhibited condition, but tacrolimus promotes exclusively the cellular migration without proliferation：a proposed action mechanism for combination therapy of phototherapy and topical tacrolimus in vitiligo treatment. *J Eur Acad Dermatol Venereol*, **27**(5)：609-616, 2013.

34) Lan CCE, et al：FK506 promotes melanocyte and melanoblast growth and creates a favourable milieu for cell migration via keratinocytes：possible mechanisms of how tacrolimus ointment induces repigmentation in patients with vitiligo.

Br J Dermatol, **153**(3)：498-505, 2005.

35) Huang H, et al：Effect and mechanism of tacrolimus on melanogenesis on A375 human melanoma cells. *Chin Med J*, **127**(16)：2966-2971, 2014.

36) Jung H, et al：FK506 regulates pigmentation by maturing the melanosome and facilitating their transfer to keratinocytes. *Pigment Cell Melanoma Res*, **29**(2)：199-209, 2015.

37) Yardman-Frank JM, et al：Skin pigmentation and its control：From ultraviolet radiation to stem cells. *Exp Dermatol*, **30**(4)：560-571, 2021.

38) Whitton M, et al：Evidence-based management of vitiligo：summary of a Cochrane systematic review. *Br J Dermatol*, **174**(5)：962-969, 2016.

39) Passeron T, et al：Topical tacrolimus and the 308-nm excimer laser：a synergistic combination for the treatment of vitiligo. *Arch Dermatol*, **140**(9)：1065-1069, 2004.

40) Bae JM, et al：The efficacy of 308-nm excimer laser/light(EL) and topical agent combination therapy versus EL monotherapy for vitiligo：A systematic review and meta-analysis of randomized controlled trials(RCTs). *J Am Acad Dermatol*, **74**(5)：907-915, 2016.

41) El-Domyati M, et al：The use of intralesional corticosteroid combined with narrowband ultraviolet B in vitiligo treatment：clinical, histopathologic, and histometric evaluation. *Int J Dermatol*, **61**(5)：582-590, 2021.

42) Noborio R, et al：Efficacy of 308-nm excimer laser treatment for refractory vitiligo：a case series of treatment based on the minimal blistering dose. *J Eur Acad Dermatol Venereol*, **35**(4)：e287-289, 2021.

43) Strassner JP, et al：Understanding mechanisms of autoimmunity through translational research in vitiligo. *Curr Opin Immunol*, **43**：81-88, 2016.

44) Liu LY, et al：Tofacitinib for the treatment of severe alopecia areata and variants：A study of 90 patients. *J Am Acad Dermatol*, **76**(1)：22-28, 2017.

45) Rosmarin D, et al：Ruxolitinib cream for treatment of vitiligo：a randomised, controlled, phase 2 trial. *Lancet*, **396**(10244)：110-120, 2020.

46) Qi F, et al：Janus Kinase Inhibitors in the Treatment of Vitiligo：A Review. *Front Immunol*, **12**：790125, 2021.

MB Derma, 330：65-73, 2023.

◆特集／色素異常症診療のポイント
炎症後色素沈着：モデル動物の解析

鈴木民夫*　　中野祥子**

Key words：炎症後色素沈着(post-inflammatory hyperpigmentation)，マウスモデル(mouse model)，QOL：quality of life，マクロファージ(macrophage)

Abstract　炎症後色素沈着(PIH)は，アトピー性皮膚炎などの患者において整容面で問題となることが多く，QOLを著しく低下させる．我々は，遺伝子改変マウス(hk14-SCF Tg/HRM)に接触皮膚炎を繰り返すことで，PIHマウスモデルを確立した．炎症性サイトカインの検討では，IFNγ，TNFα，IL-2，IL-4，IL-5，IL-13は統計学的に有意にmRNA発現が増強していた．表皮と真皮メラニンの動態解析では表皮より真皮のメラニンのほうが長期間残存することが示された．また，免疫組織化学的解析，および電子顕微鏡による観察では真皮メラニン含有細胞は主にマクロファージであり，そのサブタイプはF4/80陰性のマクロファージである可能性が示唆された．これらのことから，今後のPIHに対する治療戦略として，マクロファージの特定のサブタイプを標的とすることにより，より効率的にPIHを改善できることが示唆された．

はじめに

　炎症後色素沈着(post-inflammatory hyperpigmentation：PIH)は先行する皮膚の炎症性疾患，外傷などによって引き起こされる後天性色素性疾患である[1]．白人よりも皮膚色の濃いFitzpatrick skin phototype ⅢやⅥの皮膚で生じやすく[2]，極東アジア地域の民族で問題となることが多い．原因は，アトピー性皮膚炎，接触皮膚炎，痤瘡などの炎症性疾患，感染症，ピーリングやレーザーなどの処置，日焼けや外傷など多岐にわたる[2]．そのなかでもアトピー性皮膚炎後のPIHはその範囲が大きく悩む患者が多い．PIHは患者のQOLを著しく低下させ，その結果として社会活動が抑制される[3]．それにもかかわらず，今までPIHについて十分な病態解明が行われてこなかった理由の1つとして，研究のための適切なモデル動物が確立されていないことが挙げられる．本稿では，当教室において再現性のあるPIHモデルマウスを作製し，組織学的，および分子生物学的解析を行った[4]ので，その結果について解説する．

モデルマウスの作製

　色素沈着の原因となるメラニンは，メラノサイト(色素細胞)内の細胞内小器官であるメラノソームの中で合成される色素である[5]．メラニンをいっぱいに含んだメラノソーム(ステージⅣ)は周囲のケラチノサイトへ供給されたのち，核上部に移動し，メラニンキャップを形成して紫外線から核内DNAを守る働きをしている．正常状態では，メラニンは表皮基底層に多く存在し，真皮には存在しない．PIHが生じる過程では，湿疹など様々な原因で表皮基底層付近の損傷，炎症が起こり，表皮のメラニンが表皮から真皮側に滴落する．滴落したメラニンは真皮内の細胞に貪食され[1]，色素沈着として肉眼的に観察される．以上のことから，PIHのモデル動物には表皮にメラニンが沈着

* Tamio SUZUKI，〒990-9585 山形市飯田西2-
2-2　山形大学医学部皮膚科学講座，教授
** Shoko NAKANO，同，医員

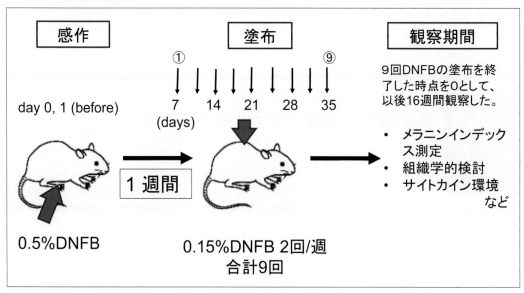

図 1. 炎症後色素沈着モデル動物の作製
ハプテンとして 2,4-dinitrofluorobenzene（DNFB）を用いて，マウスの腹部に 100 μL
of 0.5% DNFB in acetone/olive oil（4：1）を連日 2 回塗布して感作（day 0, 1）．感作
1 週間後から週 2 回，合計 9 回マウスの背部に 100 μL of 0.15% DNFB を反復塗布し
た．35 日後から観察期間とし，1 週間ごと 16 週間まで色素沈着の経過を観察した．

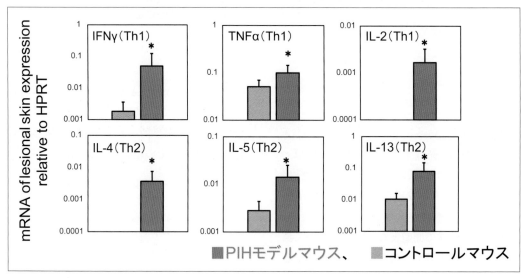

図 2. DNFB 最終塗布 24 時間後の局所皮膚サイトカインの検討
無処置のコントロール群 n＝10 と DNFB 9 回塗布群 n＝20 の平均値と標準偏差を示す．マウス
背部皮膚に 9 回目の DNFB を塗布した 24 時間後に皮膚片を採取し，全 RNA を抽出し，リア
ルタイム RT-PCR を行った．コントロール群の IL-2，IL-4 については検出限界以下であった．
Student's T test：＊，P＜0.05

することが必要であるが，実験動物として広く用
いられている野生型マウスでは，ヒトの皮膚と異
なり表皮にメラノサイトが存在せず，その結果，
表皮ケラチノサイトにもメラニンは沈着していな
い．そのため，マウスの皮膚に接触皮膚炎などの

炎症を惹起することはできても，PIH を発症させ
ることはできなかった．
　我々は，ヒト型表皮，つまり，ヒトの表皮と同
程度の数のメラノサイトが基底層に存在して，さ
らにケラチノサイトにもメラニンが沈着する表皮

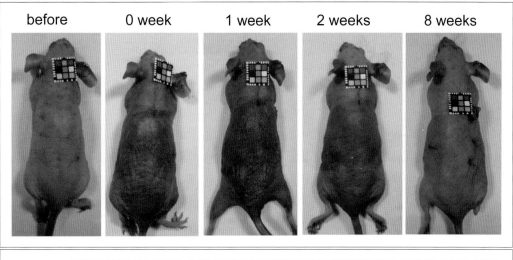

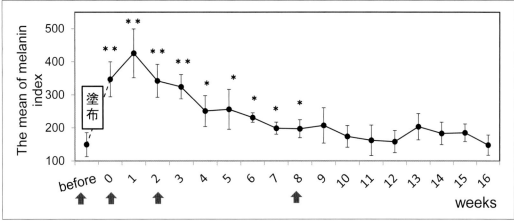

$\dfrac{a}{b}$

図 3. 外観とメラニンインデックスの経過

a：それぞれの時期のマウス背部皮膚を示す.

b：図 1 の実験デザインに沿ってマウス背部に DNFB を 9 回塗布処理したのち,
観察期間とした. 1 週間ごとにマウス背部皮膚のメラニンインデックスを計測
した. データは 5 匹のマウス背部を各 3 回計測した平均値と標準偏差を示す.

Student's T test：＊＊, $P<0.001$, ＊, $P<0.05$

を持つ遺伝子導入（Tg：Transgenic）マウスを國貞隆弘博士（現岐阜大学名誉教授）らと共同で作製し，さらにその後，ヘアレス化したマウス（hk14-SCF Tg/HRM）の樹立をした[6]. このマウスの体幹背部に繰り返し接触皮膚炎を生じさせることで，PIH を発症させることができた. 具体的な方法は以下の通りである（図 1）. 実験開始前の無処置の状態を before とした. ハプテンとして 2,4-dinitrofluorobenzene（DNFB）を用い，マウスの腹部に $100\,\mu$L of 0.5% DNFB in acetone/olive oil（4：1）を連日 2 回塗布して感作した. 感作 1 週後から，週 2 回の頻度で，合計 9 回マウスの背部に $100\,\mu$L of 0.15% DNFB を反復塗布した. なお，この実験は山形大学動物実験規程の指針に従

い，動物実験倫理委員会の承認を得ている.

モデルマウスの解析

1. 各炎症性サイトカイン環境

作製した PIH モデルマウスがアトピー性皮膚炎類似の炎症を生じたかどうか確認するため，DNFB の最終塗布 24 時間後のサイトカインプロファイルを検討した. 無処置群と比較し，炎症誘導群では，今回検討した Th1 サイトカイン（IFNγ, TNFα, IL-2），Th2 サイトカイン（IL-4, IL-5, IL-13）すべてにおいて，統計学的有意に遺伝子発現の増加を認めた（図 2）.

アトピー性皮膚炎の患者の多くは，皮膚組織での IL-4 や IL-13 など Th2 サイトカイン優位の環

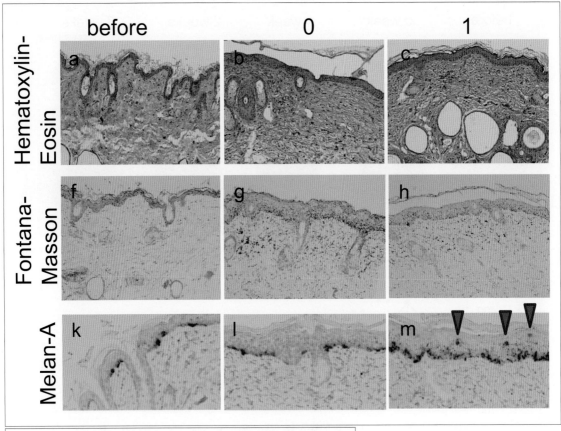

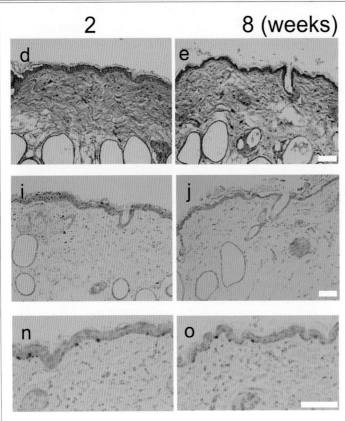

図 4. マウス背部皮膚の組織学的経過
Hematoxylin-Eosin 染色(a〜e),Fon-
tana-Masson 染色(f〜j),Melan-A 染色
(k〜o)を示す.m では,メラノサイト
が表皮から排出される像が観察された
(矢頭).Scale bar＝100 μm.

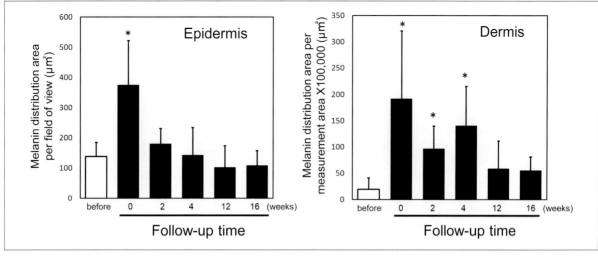

a | b

図 5. 画像解析による表皮/真皮メラニン分布面積の測定
フォンタナマッソン染色した組織標本をオールインワン蛍光顕微鏡(BZ-X700, KEYENCE, Osaka, Japan)で撮影し、ソフトウェア BZ-analyzer(KEYENCE)でメラニン面積の測定を行った. 表皮は対物 44 倍、真皮は対物 20 倍で観察した. 1 標本あたりランダムに 3 視野撮影し、3 匹(3 標本)の平均値を算出した.
a：無処置(before)と比較して、表皮のメラニン分布面積は 0 週で最大となり、2 週以降では統計学的有意差がなくなった.
b：真皮では 4 週までメラニン分布面積が増加している傾向があった.

境にあり、フィラグリンの発現低下や IgE 誘導を引き起こすと考えられている. アトピー性皮膚炎の病態は Th2 優位な疾患の 1 つといわれているが、Th2 サイトカインのみが増加するわけではない. 近年の研究で IL-17A や IL-22 などを産生する Th17 細胞の関与[7]、慢性期には Th1 細胞の浸潤や Th1 細胞への制御性 T 細胞(Treg)の関与も示唆されている[8]. NC/Nga マウスでは、Th2 サイトカインとともに Th1 サイトカインである TNF-α の増加が報告されており[9]、Th1・Th2 サイトカインが増加した本マウスもアトピー性皮膚炎モデル動物と似たサイトカイン環境にあると考えられる.

2. 背部皮膚色の変化

外観(図 3-a)は、0、1 週で苔癬化病変、鱗屑、痂皮を認めた. 2 週時点では色素沈着が残り、その後は経時的に色素沈着が消退する様子が観察された.

皮膚色は、色彩色素計を用いて皮膚色の客観的な評価に有用であるメラニンインデックスを測定した. その結果、メラニンインデックス値は 1 週後で最大となり、その後徐々に低下し、9 週以降は無処置(before)と比較し統計学的有意差を認めなかった(図 3-b).

3. 組織学的観察

病理組織像を図 4 に示す. Hematoxylin-Eosin 染色(図 4-a〜e)では、0 週で表皮肥厚、真皮に炎症細胞浸潤を認めた(図 4-b). Fontana-Masson 染色(図 4-f〜j)では、0 週で真皮にメラニン含有細胞の増加を認め、経時的に減少していた(図 4-g). Melan-A 染色(図 4-k〜o)では、0、1 週でメラノサイトの増加があり(図 4-l, m)、1 週ではメラノサイトが表皮から排出される像も観察された(図 4-m, 矢頭). その後、2 週以降のメラノサイト数は無処置の時点と同程度にみられた. 中拡大像では、0 週では一部で液状変性や spongiosis がみられ、アトピー性皮膚炎や接触皮膚炎に似る湿疹の表皮所見が得られた. 2 週後には、0 週でみられた前述の表皮変化はみられなかった.

4. 表皮/真皮メラニンの動態

PIH モデルマウスのメラニン量を経時的に観察するため、画像解析による表皮/真皮メラニン分布面積の測定と特異的分解産物を用いたメラニン量の定量解析を行った.

画像解析による表皮/真皮メラニン分布面積の測定(図 5)では、無処置(before)と比較して、表皮のメラニン分布面積(図 5-a)は 0 週で最大とな

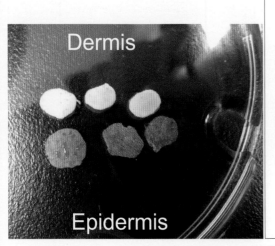

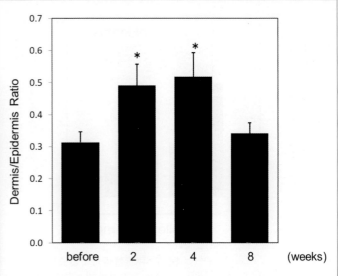

図 6. マウス背部皮膚のメラニン量の解析 　　　　　　　　　　　　a｜b

a：生検した皮膚組織を，5 mm パンチメスでくり抜き，1 M 塩化ナトリウム水溶液に 48 時間浸漬し，表皮と真皮に分離した．

b：マウス表皮および真皮を Ten-Broeck ホモジナイザーを用いて 400 μL の水でホモジナイズし，100 μL をアルカリ性過酸化水素酸化に供し，pyrrole-2,3,5-tricarboxylic acid（PTCA，ユーメラニンの特異的分解産物）を測定した．各 4 匹の平均値と標準偏差を算出した．表皮，真皮それぞれの PTCA 値を用いて Dermis/Epidermis Ratio とした（n＝4）．Student's T test：＊，P＜0.05 before（無処置）と比較して，4 週まで真皮のメラニン量の増加がみられた．

り，2 週以降では統計学的有意差がなくなった．真皮（図 5-b）では 4 週までメラニン分布面積が増加していた．このことは，4 週時点では無処置と比較してメラニンインデックス値が高く（図 3-b），残存する真皮のメラニンが色素沈着を反映していることを示している．

　特異的分解産物による定量解析においては，hk14-SCF Tg/HRM マウス（オス，16〜20 週齢）4 匹を対象とし，炎症誘導後 0，2，4，8 週に背部皮膚を生検した．生検した組織を 5 mm パンチメスでくり抜き，1M 塩化ナトリウム水溶液に 48 時間浸漬し，表皮と真皮に分離した（図 6-a）．そして，それぞれの組織を Ten-Broeck ホモジナイザーを用いて 400 μL の水でホモジナイズし，100 μL ずつをアルカリ性過酸化水素酸化に供し，ユーメラニンの特異的分解産物である PTCA：pyrrole-2,3,5-tricarboxylic acid を測定し，表皮と真皮のユーメラニンの量の比率（真皮メラニン/表皮メラニン）を計算した．その結果，2 週目と 4 週目において処置なし群に比べ，表皮メラニンに対して真皮メラニンの有意な増加がみられた（図 6-b）．し

かし一方で，表皮および真皮それぞれでは定量解析において有意差がなかった．これは，映像解析の結果と併せて考えると，表皮と真皮を分離する際に真皮側に一部メラニンを含む毛包が含まれており，本来表皮に含まれるべきメラニンが真皮側に含まれることになり，この解析法の限界と考えられた．

　なお，hk14SCF Tg-HRM 皮膚のメラニンについては，ユーメラニンがフェオメラニンよりも 20 倍以上多く存在していることを確認され，フェオメラニンが色素沈着（メラニンインデックス）に与える影響は限定的と考えられた．

　PIH 後のメラニン排出・分解については，表皮経由の排出，および真皮経由の排出の 2 つの機序が報告されている[10]．表皮では，ケラチノサイトのターンオーバーに伴い表皮全体にメラニンが行き渡り，肉眼的に皮膚の色素沈着が確認できるようになる．表皮の最下層は活発に分裂・増殖するケラチノサイトから成る基底層があり，そこからケラチノサイトの分化に伴い体表に向かって有棘層，顆粒層，角質層を構成し，最終分化したケラ

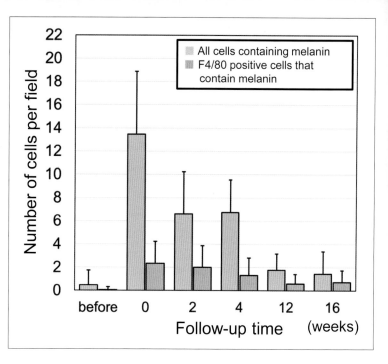

図 7. 真皮メラニン含有細胞の抗 F4/80
　　　抗体染色による検討
オールインワン蛍光顕微鏡(BZ-X700, KEY-
ENCE)を用いて画像解析を行い，真皮にお
けるメラニン含有細胞と F4/80 陽性細胞を
カウントした．真皮は対物 20 倍で観察した．
マウス 5 匹からそれぞれ 1 標本作成し，1 標
本からランダムに 3 視野撮影し，1 視野あた
りの平均値を算出した．
陽性となる細胞は 17〜45%であり，解析を
行ったすべての週で半分以下であった．

チノサイトは垢として剥離する．ケラチノサイト
内のメラニンはこのターンオーバーにより排出さ
れる．
　メラノサイトの増殖や分化を制御する因子とし
て Alpha-melanocyte-stimulating hormone
(MSH)や adenosine 3′:5′-cyclic monophosphate
(cAMP)をはじめとする数々の因子が報告されて
おり，遺伝因子および局所組織環境の両方によっ
て制御される．メラノサイトの数についても遺伝
子による制御を受けていると考えられている．し
かし，増殖したメラノサイトがどのように排出さ
れるかはまだ明らかになっておらず，今回表皮か
らメラノサイトが排出される様子が確認(図 4-m,
矢頭)されたことから，表皮経由の排出について
も本マウスを用いてその機序を解析できる可能性
がある．真皮経由の排出については，表皮にメラ
ノサイトが過剰に増殖した Kitl-Tg マウスを用い
て検討し，週数に比例して皮膚所属リンパ節のメ
ラニンが増殖したとの報告[11]があり，メラニンが
リンパ節へ輸送されていることが報告されてい
る．しかし，メラニンの消化が貪食細胞内で行わ
れているかどうかについては未だ解明されておら
ず，今後のさらなる検討が望まれる．

5. 真皮メラニン含有細胞の観察
a) 免疫組織学的観察
　真皮メラニン含有細胞の鑑別を目的として，マ
ウスのマクロファージマーカーである抗 F4/80 抗
体を用いて免疫組織化学染色を行った．その結
果，メラニン含有細胞のうち，F4/80 陽性となる
細胞は 17〜45%であり，解析を行ったすべての週
で半分以下であった(図 7)．
　真皮のメラニン含有細胞は，これまで皮膚科学
の分野ではメラニンを貪食したマクロファージと
する記載がほとんどであるが，今回の研究では，
マクロファージ表面マーカーである F4/80 が陽性
とならないメラニン含有細胞が多く確認され(図
7)，一方で，後述のように電子顕微鏡の観察では
メラニン含有細胞の多くがマクロファージである
ことが示されたことから，PIH には F4/80 陰性の
真皮マクロファージが関与していることが示唆さ
れた．真皮のマクロファージは，組織固着性のグ
ループと組織中を動き回る非固着性のマクロ
ファージに大別される．非固着性マクロファージ
は炎症などに伴って皮膚に浸潤したものであり，
真皮内を動き回り，リンパ節へ遊走する．マウス
では組織固着性マクロファージは CD11b[+]，
CD64[hi]，MerTK[+]，CCR2[lo]，非固着性マクロファー

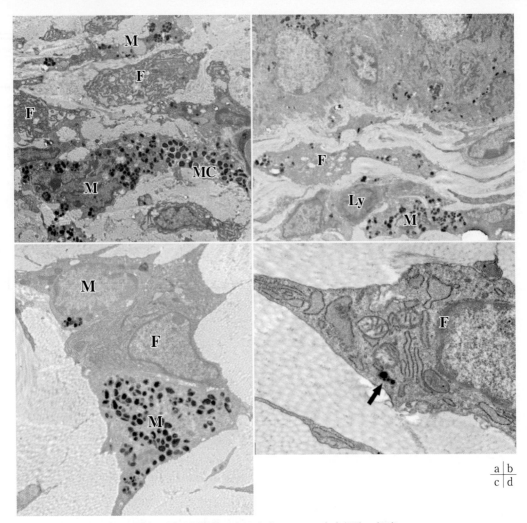

a	b
c	d

図 8. 電子顕微鏡による真皮メラニン含有細胞の観察

2週時点のマウス背部皮膚の電子顕微鏡像.

（M：マクロファージ，F：線維芽細胞，MC：マスト細胞，Ly：リンパ球）

　a：真皮網状層中層の血管の近くの観察．真皮のメラニン含有細胞はその多くがマクロファージだった.

　b：真皮乳頭層には，メラノソームを貪食した線維芽細胞（F）も少数確認された.

　c：マクロファージと線維芽細胞の拡大図

　d：線維芽細胞の拡大，矢印に線維芽細胞に貪食されたメラノソームを示す.

ジは CD11b$^+$，CD64^{lo}，MerTK$^{-\ to\ lo}$，CCR2$^+$のサブセットであると報告されているが，F4/80 での分類はなされていない[12]．マウス腹腔マクロファージに関する研究では，組織常在の固着性マクロファージは F4/80^{high} を示すが，チオグリコレートで誘発した炎症性の非固着性マクロファージは F4/80^{low} と分類する報告[13]もあり，真皮のマクロファージのサブタイプによる違いが F4/80 染色性に影響している可能性がある.

b）電子顕微鏡による観察

　炎症誘導後2週時点のマウス背部皮膚を観察すると，メラニン含有細胞は真皮乳頭層から真皮網状層のやや深いところまで分布し，真皮のメラニン含有細胞はその多くがマクロファージだった（**図 8-a**）．線維芽細胞がメラニンを含有する様子は少数観察され，メラニンを含有した線維芽細胞は真皮乳頭層のみに認めた（**図 8-b**）．図 8-c に線維芽細胞とマクロファージの拡大を示す．1つ1つの細胞のメラニン貪食量はマクロファージの

ほうが多い（**図8-c, d**）．線維芽細胞は一般に紡錘形の細胞質と，クロマチンの微細な卵円形の核を有し，特徴は粗面小胞体とゴルジ野の発達である．マクロファージは，陥凹を有する核と広い細胞質が特徴で，また線維芽細胞に比べはるかに多数の食飲空胞と二次ライソゾームを有し，dense bodyや偽足も確認される．これらの所見をもとにマクロファージと線維芽細胞を鑑別[14]した．

　電子顕微鏡で観察された真皮メラニン含有細胞の大部分がマクロファージであることから，やはりF4/80陰性のマクロファージによる関与が推察される．F4/80⁻MHC⁻Ⅱ^{high}のサブセットを樹状細胞とする報告もあり，F4/80以外の抗体を用いた免疫染色での検討が必要である．電子顕微鏡では経時的に真皮メラニン含有細胞を観察し，真皮に長期間残存する細胞を形態学的に同定していく必要があり，今後の検討課題である．

まとめ

　我々は炎症後色素沈着モデル動物の作製することができた．そして，モデル動物の解析の結果，真皮に残存するメラニンの大部分がマクロファージ，特にF4/80陰性マクロファージに貪食されていることが明らかとなった．この結果は，炎症後色素沈着に対する新しい治療戦略として，マウスにおけるF4/80陰性マクロファージに相同するヒト細胞が今後の対象になり得ることが示唆された．モデル動物を使用することにより今まで困難であったPIHの病態解明が進み，それが今後の新規治療法開発にもつながることが期待される．

参考文献

1) Silpa-Archa N, et al：A comprehensive overview：Epidemiology, pathogenesis, clinical presentation, and noninvasive assessment technique. *J Am Acad Dermatol*, **77**：591-605, 2017.
2) Davis EC, et al：Postinflammatory Hyperpigmentation A Review of the Epidemiology, Clinical Features, and Treatment Options in Skin of Color. *J Clin Aesthet Dermatol*, **3**：20-31, 2010.
3) Seghers AC, et al：Atopic dirty neck or acquired atopic hyperpigmentation? An epidemiological and clinical study from the National Skin Centre in Singapore. *Dermatology*, **229**：174-182, 2014.
4) Nakano S, st al：Establishment of a mouse model for post-inflammatory hyperpigmentation. *Pigment Cell Melanoma Res*, **34**：101-110, 2021.
5) Bonaventure J, et al：Cellular and molecular mechanisms controlling the migration of melanocytes and melanoma cells. *Pigment Cell Melanoma Res*, **26**：316-325, 2013.
6) Abe Y, et al：Association of melanogenesis genes with skin color variation among Japanese females. *J Dermatol Sci*, **69**：167-172, 2013.
7) Brunner PM, et al：The immunology of atopic dermatitis and its reversibility with broad-spectrum and targeted therapies. *J Allergy Clin Immunol*, **139**：S65-S76, 2017.
8) Kabashima K：New concept of the pathogenesis of atopic dermatitis：interplay among the barrier, allergy, and pruritus as a trinity. *J Dermatol Sci*, **70**：3-11, 2013.
9) Lee JW, et al：Pinus densiflora bark extract ameliorates 2,4-dinitrochlorobenzene-induced atopic dermatitis in NC/Nga mice by regulating Th1/Th2 balance and skin barrier function. *Phytother Res*, **32**：1135-1143, 2018.
10) d'Ischia M, et al：Melanins and melanogenesis：methods, standards, protocols. *Pigment Cell Melanoma Res*, **26**：616-633, 2013.
11) Yoshino M, et al：Analysis of capturing skin antigens in the steady state using milk fat globule EGF factor 8-deficient skin-hyperpigmented mice. *Immunol Lett*, **115**：131-137, 2008.
12) Tamoutounour S, et al：Origins and functional specialization of macrophages and of conventional and monocyte-derived dendritic cells in mouse skin. *Immunity*, **39**：925-938, 2013.
13) Dos Anjos Cassado A：F4/80 as a Major Macrophage Marker：The Case of the Peritoneum and Spleen. *Results Probl Cell Differ* **62**：161-179, 2017.
14) Fujita H, et al：The uptake and long-term storage of India ink particles and latex beads by fibroblasts in the dermis and subcutis of mice, with special regard to the non-inflammatory defense reaction by fibroblasts. *Arch Histol Cytol*. **51**：285-294, 1988.

Monthly Book

デルマ Derma. *No.327*

好評

アトピー性皮膚炎診療の最前線

−新規治療をどう取り入れ, 既存治療を使いこなすか−

MB Derma. No. *327* （*2022年10月増大号*）

- 編集企画：**本田哲也**（浜松医科大学教授）
- 定価：5,500円（本体価格5,000円＋税）
- B5判　148ページ

アトピー性皮膚炎の"今"を網羅した最新マニュアル！

アトピー性皮膚炎の最新治療を網羅した本書. 新薬と既存薬との使い分け・副作用とその対策・臨床試験結果などはもちろん, 薬の使用法や指導法といった実践のコツ, さらには治療ガイドラインなどの最新動向まで収録しています.
現在の日常診療だけでなく, これからの皮膚科診療にも役立つ1冊です！

● CONTENTS

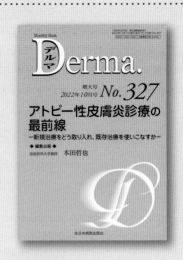

全日本病院出版会
〒113-0033 東京都文京区本郷 3-16-4
www.zenniti.com
Tel：03-5689-5989
Fax：03-5689-8030

MB Derma, **330**：75-82, 2023.

◆特集／色素異常症診療のポイント
後天性真皮メラノサイトーシス

宮田彩可*　宮田成章**　須賀　康***

Key words：後天性真皮メラノサイトーシス（acquired dermal melanocytosis），肝斑（chloasma），炎症後色素沈着（post inflammatory hyperpigmentation），Q スイッチレーザー（Q-switched laser）

Abstract　後天性真皮メラノサイトーシス（acquired dermal melanocytosis：ADM）は，幼少時に皮疹はみられないが，思春期以降になってから出現する，両頬部，前額部，下眼瞼部，鼻根部，鼻翼部などに米粒大〜半小豆大の一部融合する，紫褐色〜灰色の色素斑である．病変の主体は表皮でなく真皮にあり，病理所見では真皮浅層から中層にメラノサイトの増殖がみられ，内部にメラニン顆粒（成熟メラノソーム）が充満する．これらの発症機序は現在まで不明である．治療は Q スイッチ付きレーザー照射やピコ秒レーザー照射が奏効するが，レーザー照射後の炎症後色素沈着のアフターケアには十分注意が必要である．先天性のアザではないため太田母斑のような保険適用はない点には注意が必要である．

はじめに

　後天性真皮メラノサイトーシス（acquired dermal melanocytosis：ADM）は本邦では 1965 年に肥田野らが両側性太田母斑[1]として報告し，また 1984 年に Hori[2]らによって acquired bilateral nevus of Ota-like macules（ABNOM）として報告された色素異常症である．本疾患の呼称はまだ統一されたものがなく様々であるが（**表1**），本稿では本邦文献で最も使用頻度が高い，Mizoguchi ら（**表1-1**）の後天性真皮メラノサイトーシスを使用する．ただし，海外文献では Fitzpatrick の著書をはじめとして，ABNOM や Hori's nevus（**表1-6**）という呼称が使用される頻度が高い．なお，その後に溝口（**表1-1**）は，本症の顕症化は出生後で

あっても，胎生期に遊走した未分化メラノサイトが真皮に残存することから始まるため，後天性を削除し対称性真皮メラノサイトーシス（symmetrical dermal melanocytosis：SDM）と命名することを 2006 年に提唱している[3]．

臨床所見

　両頬骨突出部を主に，鼻根部，鼻翼部，こめかみ，前額外側などに皮疹の分布はみられる（**図1**）．両頬骨突出部の場合には，米粒大〜半小豆大の一部融合する，ソバカスより若干大きな紫褐色〜灰色の小色素斑が左右対称性に多発する．女性の典型例はこのタイプであり，ダーモスコピー像では，speckled homogenous pattern の色素沈着を呈する．一方，男性の典型例では両側前額部に発症して，大きな斑状となることが多く，色素斑の辺縁もはっきりとしている（**図2**）．

　本症の発症年齢は思春期以降で，20 歳頃の成人期にピークがある．その後は自然消褪することはなく，色素斑出現後の初期は色調が濃くなることがあるが，長期的な色調変化は少ない．悪性化の報告は知られていない．

　*　Ayaka MIYATA，〒279-0021 浦安市富岡 2-1-1　順天堂大学医学部附属浦安病院皮膚科学，助手
　**　Nariaki MIYATA，〒105-0003 東京都港区西新橋 2-6-2　ザイマックス西新橋ビル 5 階みやた形成外科・皮ふクリニック，院長
　***　Yasushi SUGA，順天堂大学医学部附属浦安病院皮膚科学，教授

本疾患の呼称は様々であるが本稿では本邦文献で最も使用頻度が高い1の後天性真皮メラノサイトーシスを使用した.
海外文献では，6のHori's nevusが使用される頻度が高い.

1. 後天性真皮メラノサイトーシス（ADM：acquired dermal melanocytosis）：溝口 2006.
2. 対称性真皮メラノサイトーシス（SDM：symmetrical dermal melanocytosis）：溝口 2006.
3. 両側性遅発性太田母斑様色素斑：肥田野 1965.
4. 顔面対称性後天性真皮メラノサイトーシス：金子 1988.
5. 遅発性両側性太田母斑様色素沈着 （ABNOM：acquired bilateral nevus of Ota-like macules）：堀 1984.
6. 掘母斑（Hori's nevus）：堀 1984.
7. 後天性両側性太田母斑様色素斑
8. 頬骨部褐青色母斑（naevus fusco-caeruleus zygomaticus）：Sun 1987.

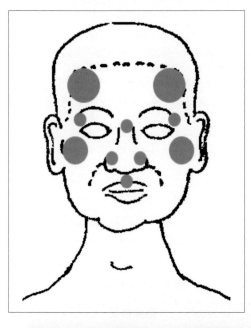

図 1.
ADM の皮疹の分布
（文献 4 を参考に作成）

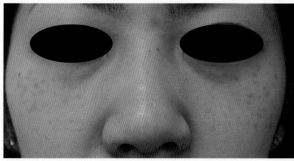

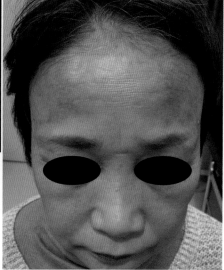

図 2.   a | b
ADM の臨床像
典型的な両頬骨突出部の ADM（a）と前額部の ADM（b）の
臨床像を示す.
　　a：両頬および鼻翼に色素斑が認められる.
　　b：前額部に色素斑が認められる.

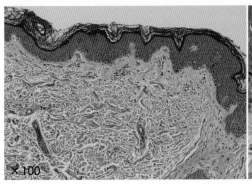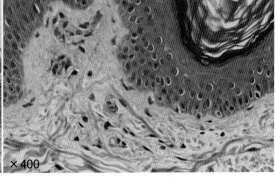

×100 ×400

図3. ADMの病理組織像（HE染色）
聖母病院皮膚科 小林里実 先生のご厚意による.
左下腿の淡褐色斑から皮膚生検施行. 表皮基底層に不連続なメラニン沈着と真皮上層にメラニンを多く有する細胞を認められるが, basal melanosisは軽度で, 表皮突起とメラニン沈着は一致していない.

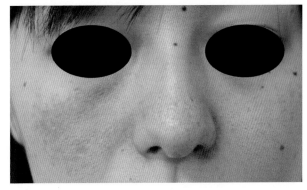

図4.
太田母斑の臨床像

なお，本症には人種差があり，本邦や東アジアに多い．また性差もあり，その割合は男：女＝1：9〜1：13で圧倒的に女性に多い．最近の台湾の疫学調査では女子1.21％，男子0.20％に発症しており，疾患の発生頻度は太田母斑よりも高頻度であるといわれている[5]．

病　態

本症は胎生期に遊走する未分化メラノサイトが真皮に残存することから始まり，思春期以降になって真皮の潜在性メラノサイトが活性化される．真皮メラノサイトの活性化には紫外線曝露，外傷，皮膚の炎症，妊娠や炎症性サイトカインなどの影響があると推測されているが，いまだに詳細は不明である．真皮浅層から中層に増殖するメラノサイト内には，メラニン顆粒（成熟メラノソーム）が充満する（**図3**）．表皮基底層にメラニン沈着がみられることも多く，太田母斑の病理所見に類似する．本症は家族内発症の例もみられ，顕症化は出生後であっても遺伝的素因の関連も疑われる．なお，誘発因子が不明な症例も多くみられる．

鑑別疾患

1．両側性太田母斑

まず，はじめに鑑別すべき疾患である．両側性太田母斑は幼少児期より発症することが多く，青色斑の上に点状茶褐色斑が存在する（**図4**）．ADMはあくまで太田母斑の一型であるとの説もあるが，異なる疾患と考えるのが一般的である[6]．ADMは成人以降の発症であり，左右対称性がはっきりとしている．またADMのほうがより真皮上層にメラノサイトが存在するため臨床的には青色よりも褐色から灰褐色を呈することが多い．また太田母斑にみられる眼球結膜，口蓋などの粘膜の色素斑はADMでは稀である（**表2**）．

表 2. 太田母斑と ADM の違い

	太田母斑	ADM
発症時期	出生時〜1歳頃または思春期	20歳代にピーク
家族内発症	稀	しばしばみられる
口蓋や眼球のメラノーシス	しばしばみられる	稀
皮疹の形態	大きな斑状	多発した小斑が主体
色調	淡青色〜青紫褐色	褐色〜灰褐色が多い
好発部位	三叉神経1, 2枝領域	男性：額両側 女性：頬骨部
真皮メラノサイトの分布	深い	浅い

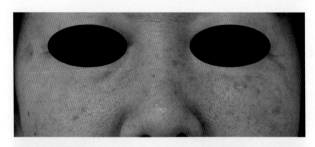

図 5.
小斑型日光黒子(老人性色素斑)の臨床像

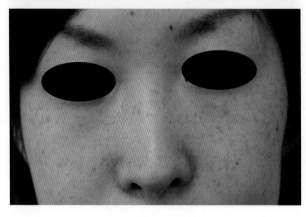

図 6.
雀卵斑(ソバカス)の臨床像

2. 小斑型日光黒子(老人性色素斑)

顔面，手背，前腕などの日光(紫外線)に曝露されやすい部位に生じる淡〜濃褐色で類円形の色素斑である(図5)．年齢とともに増多して，色調も濃くなってくる．通常は40歳以後から生じ，60歳以上ではほぼ誰にでも必発となる．シミを主訴として来院する患者のなかでは最も数が多く，代表的な老徴であることから，老人性色素斑(senile pigment freckle)とも呼ばれている[7]．ADM と異なり左右対称性がなく，形状や色調も異なることから鑑別は容易である．

3. 雀卵斑(ソバカス：ephelides, freckles)

日本人では色白の人の両頬から鼻にかけて，散在性に広がり，直径数 mm 程度の金平糖状を呈する淡褐色〜黒褐色調の色素斑としてみられる(図6)．幼少期からの発症が特徴であり，思春期頃に最も目立つようになる．夏季の紫外線の影響で色素沈着が増悪する傾向がある．病態はメラノサイトの異常による色素斑であり[5)6)8]，表皮基底層におけるメラニン色素が増加している．メラノサイトの数は正常であるが，樹状突起の増加伸張とメラノソームの増加が認められる．常染色体顕性遺伝性の色素異常症であり，メラノサイト刺激ホルモンのメラノコルチン-1受容体(MC1R)の遺伝子多型との関連が疑われている．色調の相違や雀卵斑は顔面中央に密集する傾向があること，症状は

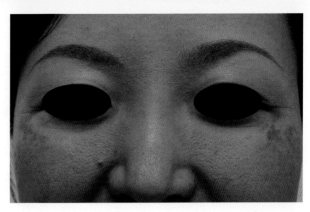

図 7.
肝斑の臨床像

表 3. ADM 治療の実際

1. 麻酔外用
2. Q スイッチ付きアレキサンドライトレーザー　3 mm スポット　7.5 J/cm²
3. 1 週間は痂皮形成するので愛護的に保護しステロイド外用
4. 1 か月後再診にてハイドロキノンなどのメラニン抑制外用剤塗布 （PIH が高率に発生するため）
5. 半年経過後に 2 回目の照射
6. 通常 2, 3 回で ADM は治癒

徐々に増悪していくことなどから典型例での診断は容易であるが, 軽症例では ADM との鑑別が困難なことがある.

4. 肝斑 (chloasma, melasma)

30〜40 歳代のアジア系人種の女性に多くみられる, 左右対称性に眼窩下部〜両頬に好発する褐色でびまん性の色素斑である (図 7). 発症・悪化因子としては, 加齢を基礎要因として紫外線の影響が挙げられるが, 女性ホルモンによる色素細胞の活性化も大きな悪化因子と推測されている. すなわち, 妊娠, ピル内服によって増悪し, 60 歳を過ぎて閉経すると自然治癒に向かう[8]. それ以外にも強く擦るような洗顔方法では色調が増悪することが知られている[9]. ADM との鑑別としては, 肝斑では ADM とは異なり下眼瞼の部位は避けて生じる特徴がある. また, 色素斑は茶褐色で辺縁がはっきりとしないことが多い. しかしながら臨床症状では鑑別困難な場合も多く, 治療方針も大きく異なるために注意が必要である.

これら 1〜4 以外の疾患のほかにも, 炎症性痤瘡などによる炎症後色素沈着 (post inflammatory hyperpigmentation：PIH), ミノサイクリンなどによる薬剤誘発性色素沈着, 色素性扁平苔癬など

が ADM の鑑別疾患として挙がる.

治療の実際

筆者らは本症に対しては Q スイッチ付き (QS) のアレキサンドライトレーザー照射 (alexandrite laser：AL) による治療を行っているのでここにその概要を述べる (表 3).

すなわち, 塗布麻酔を実施ののち, ADM の色素斑を 1 つ 1 つ狙うようにレーザーを照射する. フルエンス (エネルギー密度　J/cm²) については, 直後に白色変化 (immediately whitening phenomenon：IWP) が生じる程度が望ましい. ただし軽微な IWP 発現のフルエンスでは治療までの治療回数が多くかかり, 逆に過度に強いフルエンスでの照射は長期にわたる PIH や脱色素斑のリスクもあることから, 明確な IWP が生じる程度のフルエンスが最も望ましいと考えている (3 mm スポットサイズで 7.5〜8.0 J/cm² 程度). 照射後は 1 週間程度の痂皮が生じるので, 照射部は抗生剤含有副腎皮質ホルモン剤を塗布のうえ, テープなどで被覆・保護する. 照射 2〜3 週後から PIH が発現することが多いため, ハイドロキノン, トレチノインの外用薬を併用することもある. PIH

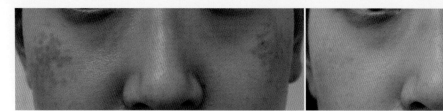

a．治療前   b．3回照射後

図 8．ADM 治療①

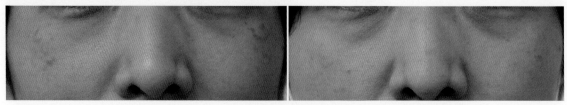

a．治療前   b．3回照射後

図 9．ADM 治療②

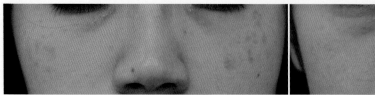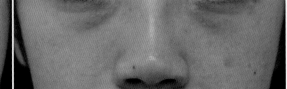

a．治療前   b．3回照射，6年後．再発は全く認められない．

図 10．ADM 治療長期経過後

の消退を待って，3～6か月後に2回目の治療を行うかを判定する．治療回数は3回前後となることがほとんどである（**図8，9**）．上記の点に留意して治療を行った場合には，治療終了後に長期が経過しても再発がみられない（**図10**）．

治療時の注意

レーザー治療の治療費に関しては，先天性のアザではないため太田母斑のような保険適用はない点には注意が必要である．またレーザーの照射後2週間程経過すると治療部に一致した色調の増悪であるPIHを起こす可能性が高く，これを長期にわたって管理する必要がある．Momosawaらは6例のADM患者の生検にて真皮にメラノサイトを確認するとともに，全例で肝斑類似の表皮基底層の色素沈着と表皮突起の消失を認め，このため表皮のターンオーバーとメラニン排出が遅延し，レーザー後に色素沈着が生じやすいのではないか

と推察している[10]．

また本症のなかには，日光黒子や肝斑との鑑別が困難なものや，日光黒子や肝斑と合併する症例もみられる．加齢によって多くの種類の色素斑が混在していることはごく一般的であり，それぞれの疾患に応じた治療を行う必要がある．そのなかでも日光黒子の合併例では治療に用いるレーザー機器が同一であるため，同日に照射を行うと日光黒子は1回で改善され，その後複数回治療にてADMが改善する順番となる（**図11**）．一方，肝斑を合併する症例のレーザー治療では，レーザー照射後には肝斑が増悪するので注意が必要である．WangらはQ swiched Nd:YAG laser（QSNYL）治療を行った1,268人の中国人のADM患者を検討し，24.0％の患者で肝斑の合併がみられ，これらはQSNYL治療にて悪化したと報告している[11]．レーザー治療の前にはまず肝斑の合併例ではないかを疑って治療を開始する必要がある．

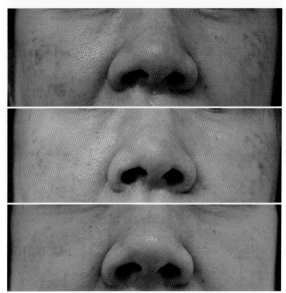

a
b
c

図 11.
ADM と日光黒子との合併例
1回の QS アレキサンドライトレーザー照射で日光黒子が消退し，3回の治療にて ADM も消退した.
　a：治療前
　b：1回照射後
　c：3回照射後

治療のエビデンス

　本症は太田母斑と同様で，QS やピコ秒レーザー(PS)による治療が有効である．一般的にメラニン顆粒を溜め込んでいる真皮メラノサイトはレーザー治療への反応性がよく，再発も稀であるといわれている．これに関しては，最近，美容医療診療指針の作成が，美容医療に携わる5関連学会により行われている（美容医療診療指針［第3版，2022年]）[12]．『ADM に対してレーザー治療は有効か？』の Clinical Question に対しては，推奨度：1（治療を希望する患者には，強く推奨する）となっている．すなわち，色素斑の原因となる真皮に存在するメラノサイトを破壊するには QS や PS による治療が有効であり，治療を希望する患者には強く推奨することができる．

　まず，Passeron ら[13]は，981 の関連論文を吟味し，本症は治療にあたって肝斑と鑑別して正しく診断することが最も重要視され，美白剤やケミカルピーリングが無効で，QS レーザーによる治療が必須としている．

　さらに，Kaur ら[14]は 19 論文を検討して，本症には QS アレキサンドライトレーザー（QSAL），QS 1064 nm Nd:YAG レーザー（QSNYL），QS ルビーレーザー（QSRL）が最も広く使われ有効であるとした．しかしながら，QSRL はメラニンの選択的吸収性に優れるが，治療後の PIH が高度になりやすいとの報告がある[15]．一旦生じた PIH は長期残存することが多いため，筆者らも患者心理を考えると QSAL の治療のほうが患者にとっては受け入れやすいと考えている．

　また，Yu ら[15]は照射時間がピコ秒とナノ秒のアレキサンドライトレーザーで半顔ずつを照射して比較を行う split study を本症で行い，ピコ秒のアレキサンドライトレーザー（PSAL）のほうが色素斑の改善に優れ，かつ痛みや色素沈着も少なかったことを報告している．加えて，PSAL は QSAL と比較して，術後の炎症後色素沈着や痂皮形成のダウンタイムが短いことも期待されている．

　なお，筆者らの経験では，PS の治療効果は QS と同等かそれ以上であると考えられるが，現時点では PS の QS に対する優位性の確証は得られていないのが現状である．

あとがき

　ADM は真皮メラノサイトが過剰の色素を産生するために生じるアザの仲間であり，QS レーザー治療が奏効する．しかしながら，太田母斑とは異なり，治療後に炎症後色素沈着の副作用が高頻度でみられることに対し，あらかじめ十分に説明したうえで対処できることが求められる．また，老人性色素斑や肝斑，雀卵斑などの合併や鑑別が難

しい場合は生検も 1 つの選択肢として，治療に対する反応を注意深くみる必要がある．

引用文献

1) 肥田野　信ほか：両側性太田母斑．皮膚臨床，**7**：72-81，1965．
2) Hori Y, et al：Acquired, bilateral nevus of Ota-like macules. *J Am Acad Dermatol*, **10**：961-964, 1984.
3) 溝口昌子：対称性真皮メラノサイトーシス．日皮会誌，**116**：1993-1997，2006．
4) 村上富美子ほか：後天性真皮メラノサイトーシスの 100 例の臨床統計的検討　特徴，発症機序および治療．日本美容皮膚科学会誌，**14**：172-179，2004．
5) Rattananukrom T, et al：A Comparative Study of Dermatoscopic Features of Melasma and Hori's Nevus in Asian Patient. *J Clin Aesthet Dermatol*, **15**(3)：16-20, 2022.
6) 溝口昌子ほか：17. 対称性真皮メラノサイトーシスの診断・鑑別診断・発症機序．皮膚科臨床アセット 11 シミと白斑最新診療ガイド（総編集古江増隆，専門編集市橋正光），中山書店，87-92，2012．
7) 大塚藤男ほか：23 章　色素異常症　老人性色素斑．皮膚科学［第 8 版］，金芳堂，439-440，2006．
8) 松永佳世子：雀卵斑．美容皮膚科学（日本美容皮膚科学会監），南山堂，526-538，2005．
9) 村上富美子：肝斑・雀卵斑・後天性真皮メラノサイトーシス．今日の皮膚疾患治療指針第 5 版，医学書院，692-695，2022．
10) Momosawa A, et al：Combined therapy using Q-switched ruby laser and bleaching treatment with tretinoin and hydroquinone for acquired dermal melanocytosis. *Dermatol Surg*, **29**：1001-1007, 2003.
11) Wang B, et al：Induction of melasma by 1064-nm Q-switched neodymium：yttrium-aluminum-garnet laser therapy for acquired gilateral nevus of Ota-like macules（Hori nevus）：A study on related factors in the Chinese population. *J Dermatol*, **43**：655-661, 2016.
12) 船坂陽子ほか：シミ（後天性真皮メラノサイトーシス：ADM）に対するレーザー治療．美容医療診療指針（令和 3 年度改訂版），日美容外会誌，**44**：95-98，2022．
13) Passeron T, et al：Laser treatment of hyperpigmented lesions：position statement of the European Society of Laser in Dermatology. *J Eur Acad Dermatol Venereol*, **33**：987-1005, 2019.
14) Kaur H, et al：Therapeutic options for management of Hori's nevus：A systematic review. *Dermatol Ther*, **33**：e13167, 2020.
15) Yu W, et al：A split-face, single-blinded, randomized contolled comparison of alexandrite 755-m, picosecond laser versus alexandrite 755-nm nanossecond laser in the treatment of acquired bilateral nevus of Ota-like macules. *J Am Acad Dermatol*, **79**：479-486, 2018.

MB Derma, **330**：83-93, 2023.

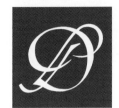

◆特集／色素異常症診療のポイント

老人性色素斑（発症メカニズム）

中山和紀*

Key words：MITF，血管（blood vessels），神経（nerve fibers），メラノソーム（melanosome），オートファジー（autophagy）

Abstract 老人性色素斑の発症メカニズムについては研究の歴史が長く，病理組織学的所見だけでなく，メラノサイト内でのメラニン生成やメラノソーム成熟過程など，様々な分子メカニズムが詳細に解明されている．ケラチノサイトや線維芽細胞など，メラノサイト周囲の細胞の関与も多く明らかにされており，様々なメラニン生成要因がわかっている．本稿では，このような分子メカニズムや関連因子の関与を詳細にまとめた．また，老人性色素斑は主に紫外線に起因することが多く知られているが，近年では皮膚組織の観察技術の進歩もあり，皮膚深部の構造体の関与も新たに明らかになっている．さらに，メラノソームの可視化技術により，メラニンの移送や分解といった動態やそのメカニズムが新たに明らかになってきている．本稿ではこのような研究技術の進歩により明らかになってきた新たな原因・メカニズムについても，最新の知見を交えまとめた．

はじめに

老人性色素斑は褐色で楕円状の形態を有し，境界明瞭な特徴を有することが知られている[1]．老人性色素斑の主な要因として紫外線曝露を起点としたメカニズムは古くから多くの研究がなされており，これまでに様々なメカニズムが解明されている．本稿では，老人性色素斑の発症メカニズムとともに，近年新たに報告されている知見について紹介する．

病理学的にみた老人性色素斑の特徴

老人性色素斑では主に基底層以上の表皮領域におけるメラニンの蓄積が確認されている[2]．近年の報告では，老人性色素斑部位では慢性炎症が生じ，炎症により基底層が破壊されることで真皮領域にまでメラニンが落ち込み，色素沈着を生じて

いることが報告されている[3]．また，皮膚表層に顕著なメラニンの蓄積があることにより，表出する色素沈着の境界が明瞭であると考えられている．老人性色素斑部位におけるメラノサイトの総数については，これまで数多くの研究結果が報告されてきたが，老人性色素斑部位ではメラノサイトが増加している知見[4]と，メラノサイトの総数には変化がみられない知見[5]6]が両立している．同様に老人性色素斑部位における基底層の形態についても，扁平な病理所見を報告している文献もあるが[7]，乳頭構造が変化していることを示す報告が主であり[6]，乳頭構造の伸展状態は老人性色素斑の進行度合いを反映する指標となることを示した報告もある[8]．

また，老人性色素斑部位では角層の肥厚が認められており，ケラチノサイトの角化異常による影響が示唆されている[9]．老人性色素斑部位の免疫組織学的染色像では，ケラチノサイトの分裂指標である Ki67 陽性細胞の減少が確認されており，ケラチノサイトの分裂低下による皮膚ターンオー

* Kazuki NAKAYAMA，〒244-0812 横浜市戸塚区柏尾町 560 ポーラ化成工業株式会社 フロンティアリサーチセンター

バーの低下により，表皮にメラニンが蓄積し，老人性色素斑となることが報告されている[8]．

メラニン生成における分子機構

老人性色素斑の原因となるメラニンはメラノサイト内にて生成され，その生成経路は既に詳細に解明されている．メラニンのもととなるチロシンは，律速酵素であるチロシナーゼ（TYR）により酸化されL-DOPAを経てドーパキノンとなる[10]．ドーパキノンは化学的反応性が高いため自発的にドーパクロムへと変化し，DCTによりDHICAに変換される．さらに，TYRP1により[5)6)]インドールキノン-2-カルボン酸へと酸化され，重合して黒褐色のユーメラニンが生成される．また，ドーパクロムはDCT非存在下でも自発的に脱炭酸され，DHIとなり，重合してユーメラニンを生成することが報告されている[11]．

メラニン合成酵素（TYR，TYRP1，DCT）は，MITFによって発現が制御されている．MITFの活性化経路としては，MAPKシグナル経路の他，cAMP/PKAシグナル経路，PI3K/Aktシグナル経路，Wntシグナル経路など，様々なシグナル伝達経路の関与が知られている．

細胞外因子によるメラニン生成の制御

メラニン生成を制御するパラクラインシグナルは，メラノサイト周囲のケラチノサイトや真皮線維芽細胞から伝達される．また最近の報告では，皮膚深部の血管や神経，皮膚外の筋肉からの作用も明らかとなっているため紹介する．

1．Gタンパク質共役型受容体（GPCR）を介した経路

a）POMCおよびPOMC由来ペプチド

メラノサイト刺激ホルモン（α-MSH）と副腎皮質刺激ホルモン（ACTH）は，メラニン生成の誘導に関与するメラノコルチンペプチドの1つであり，ともにプロオピオメラノコルチン（POMC）から切断されたペプチドである．α-MSHは，クラスA GPCRであるMC1Rに結合すると，Gタンパク質依存的にアデニル酸シクラーゼを活性化し，細胞内のcAMPを増加する．その結果，PKAが刺激され，cAMPの増加に伴い，CREBがリン酸化されて活性化され，最終的にMITF遺伝子の転写を促進する．ACTHは，MC1Rのリガンドにもなっており，α-MSH同様MITF遺伝子の転写を制御している．さらに，ケラチノサイトとメラノサイトの両方に発現するPOMCのβ-MSH断片は，MC4Rに結合し，α-MSHと同様に細胞内のcAMPを増加させ，MITFの転写を調節している．

POMC由来のACTH，α-MSH，β-MSHのほか，β-LPHからさらに切断されたβ-ENDは，GPCRのμオピオイド受容体に結合し，PKCを介してメラニン生成を制御する．

POMCはCRFによって合成が制御されており，CRFがCRF1Rに結合するとPOMCが合成され，その後，ACTHおよびβ-LPHに切断される．さらに，ACTHはα-MSH，β-LPHはβ-MSHとβ-ENDへと切断される．

POMC，CRFおよび対応するGPCRのCRF1RとCRF2Rは，ヒトの皮膚にも発現しており，CRFペプチドは，ケラチノサイト，メラノサイト，線維芽細胞，脂肪細胞，肥満細胞により産生・放出される．CRF1Rサブタイプのアイソフォームは，ケラチノサイト，メラノサイト，線維芽細胞で発現し，CRF2Rは毛包で発現している．CRFは，アデニル酸シクラーゼ，PLC，カルシウムチャネルが関与するシグナル伝達により，ケラチノサイト，メラノサイト，線維芽細胞においてPOMCの合成を誘導することから，CRFはオートクライン・パラクライン的にメラニン生成を持続させる可能性がある．

b）エンドセリン-1（EDN1）

EDN1はケラチノサイトで合成され分泌される．EDN1がGPCRであるEDNRBに結合すると，PLCγが活性化し，PIP2の加水分解が進み，IP3およびDAGが生成される．IP3は細胞内のカルシウムイオン濃度を増加させ，DAGはPKCの活性化を誘導する．PKCの活性化によりMAPK

カスケードに関与するシグナル分子のリン酸化が誘導され，最終的に転写因子 CREB のリン酸化が起こり，*MITF* の転写が誘導される．UVB 照射は，ヒト皮膚における EDN1 産生を促進し，メラニン生成に関わる TYR および TYRP1 の発現レベルを上昇させる．

c）Wnt

Wnt は，Frizzled（FZD）ファミリー受容体に結合し，それによって転写制御因子 β-カテニンを含む（β-カテニン経路），または含まない（平面内細胞極性経路：PCP 経路）細胞内カスケードを活性化させる．β-カテニン経路では，Wnt が FZD と低密度リポタンパク質の共役受容体に結合すると，GSK-3β が阻害されて β-カテニンが蓄積し，核内に移行した β-カテニンが，LEF/TCF 転写因子と相互作用して *MITF* の転写が調節される．

d）アドレナリン

アドレナリンとノルアドレナリンは，メラニンの前駆体でもある L-DOPA から合成されるカテコールアミンであり，ケラチノサイトで生成される．ヒトのメラノサイトには PLC と結合した ADRA1A が発現しており，アドレナリンやノルアドレナリンが受容体に結合すると，PIP2 を介して IP3 と DAG が生成される．これにより，細胞内カルシウムイオン濃度の増加や PKCβ の活性化が誘導され，MITF の転写調節やメラニン関連タンパク質の活性化が制御されている．

e）グルタミン酸

皮膚ではケラチノサイトが L-グルタミン酸の供給源となっており，隣接するメラノサイトで代謝型グルタミン酸経路が制御されている可能性がある．実際に，培養ヒトメラノサイトは，GluR2，GluR4，NMDAR2A，NMDAR2C などのイオンチャネル型グルタミン酸受容体を発現し，グルタミン酸シグナルは *MITF* の転写調節につながることが報告されている[12]．また，mGluR1a の発現が一定しないことも示されており，G タンパク質共役型およびイオンチャネル型グルタミン酸受容体の両方を介したグルタミン酸シグナルの可能性

が報告されている[13]．最近では，mGluR6 の活性化が，TRPM1 カルシウムチャネルの活性化を介してメラニン生成を増加することが報告されており，TRPM1 の発現は MITF によって制御されていることが知られている[14]．

f）光受容タンパク質

紫外線の影響はよく知られているが，最近，可視光線による色素沈着として青色光の関与が報告されている[15]．メラノサイトの GPCR である OPN3 を波長 415 nm の青色光で刺激すると，細胞内カルシウムが増加する，これにより，CAM-KII，CREB，ERK1/2，p38 が活性化され，MITF を活性化することで，チロシナーゼや DCT の増加によるメラニン生成の制御が誘導される．

2．チロシンキナーゼ活性を持つ受容体を介した経路

a）SCF/KIT

SCF（または KIT リガンド）は，ケラチノサイトおよび線維芽細胞から分泌される成長因子である．SCF は c-kit の特異的リガンドであり，c-kit の細胞外ドメインに結合して受容体の二量体化と自己リン酸化を誘導し，活性化をもたらす．活性化された受容体は，SHC タンパク質，GRB2，グアニンヌクレオチド交換因子 SOS をリン酸化して会合し，Ras のリン酸化を誘導する．そして，Ras は Raf-1 を活性化し，MAPK シグナル伝達経路を活性化することで，MITF のリン酸化を誘導するとともに，CREB の転写共活性化因子 CBP/P300 のリクルートを可能にし，メラニン生成酵素 TYR および TYRP1，DCT の転写を誘導する．SCF と c-kit は紫外線によりケラチノサイトとメラノサイトで発現が誘導されることが報告されている[16]．

b）FGF-2

FGF-2 は塩基性線維芽細胞増殖因子（bFGF）とも呼ばれ，ケラチノサイトから分泌され，メラノサイトの増殖とメラニン生成に作用する．紫外線照射後，ケラチノサイトから分泌された bFGF は，メラノサイト上の FGFR に結合し，MAPK 経

路の活性化により STAT3 のリン酸化を引き起こし，*MITF* 発現制御転写因子 PAX3 の発現を促進する[17]．

c）HGF

HGF は，ケラチノサイトで産生・放出される．HGF はメラノサイト上の受容体 c-Met に結合し，その後 MAPK シグナル伝達経路を活性化することで，*MITF* の転写やメラノサイトの増殖を促進する[18]．

d）NRG1

NRG1 は，線維芽細胞から分泌される因子であり，三次元皮膚モデルや培養ヒトメラノサイトの色素沈着を増加させることが報告されている[19]．NRG1 は，クラス I 受容体チロシンキナーゼの ErbB ファミリー受容体，特に ErbB3 および ErbB4 に結合し，ErbB2 を含むホモおよびヘテロ二量体化を誘導する．これにより，ホスファチジルイノシトール-3-キナーゼおよび MAPK 経路が活性化され，*MITF* 転写調節に寄与する．

e）TGF-β

TGF-β1 はケラチノサイトから分泌され，PAX3 の発現を抑制することでメラノサイト活性の負のレギュレーターとなり，SOX10 と相乗的に働くことで CREB 依存経路により *MITF* 転写を制御する[20]．また，紫外線照射は p53 依存的に c-jun および c-fos を介して TGF-β1 の発現を抑制するため，TGF-β1 が減少し *MITF* の転写が活性化される．さらに最近の研究では，脂肪由来間葉系間質細胞が真皮線維芽細胞よりも高いレベルの TGF-β1 を分泌し，メラニン生成を制御していることが明らかになっている[21]．別の TGF-β ファミリーメンバーであるアクチビン A も，メラニン生成および TYR と TYRP1 の発現を抑制することが報告されている[22]．

f）BMP

BMP は，分泌型シグナル伝達分子の 1 種で，BMP6，BMP4，そしてそれぞれのアンタゴニストであるスクレロスチン，ノギンは，ヒトのケラチノサイトとメラノサイトの両方で発現している．

BMP6 は，p38 MAPK 経路または canonical BMP/Smad 経路の活性化により，チロシナーゼの発現および活性を上昇させる．また，メラノサイトからケラチノサイトへのメラノソームの移送を増加させて，メラニン生成を刺激することが報告されている．逆に，BMP4 は MITF を標的とし，MAPK/ERK 経路を介して TYR，TYRP1，PKC-β，MC1R の発現を調節することによりメラニン生成を抑制する[23]．

g）炎症性メディエーター

皮膚における炎症性メディエーターは，表皮や真皮に存在する免疫細胞だけでなく，メラノサイト，ケラチノサイト，線維芽細胞によっても分泌される[24]．これらの炎症関連因子は主に，MITF の発現制御を介して TYR，TYRP1，DCT の発現を正または負に制御することでメラニン生成に影響を与える．

正の調節因子としては IL33，IL18，GM-CSF，PGE2/PGF2α，ヒスタミンなどが挙げられる．

IL33 は，肥満細胞の炎症性サイトカインやケモカインの産生を誘導し，それによってマクロファージ，CD4＋T 細胞，好塩基球，樹状細胞，好中球を活性化し，皮膚の炎症を促進することが知られている．IL33 mRNA は，ケラチノサイトや線維芽細胞で比較的多くみられることが明らかにされており，p38 MAPK および PKA 経路の活性化を通じて MITF およびその下流の TYR，TYRP1，DCT の発現を促進し，メラニン生成を促進する[25]．

IL18 は，表皮のランゲルハンス細胞，樹状細胞，クッパー細胞，活性化単球/マクロファージ，ケラチノサイトにおいて炎症刺激により産生される．IL18 は，p38 MAPK および PKA 経路を活性化することにより，MITF およびその下流酵素のカスケード発現を増加させ，メラニン生成を促進し，TYRP1 および DCT の発現を増加させる[26]．

単核マクロファージ，ケラチノサイト，Th 細胞が産生する GM-CSF は，メラノサイトの増殖とメラニン生成を促進することが明らかにされて

いる[27]).

PGE2 や PGF2α は線維芽細胞やケラチノサイトで産生され，cAMP シグナル経路や PLC に依存して樹状突起形成を刺激するとともに，メラノサイトの TYR を活性化する[28]).

ヒスタミンは，H2 受容体とそれに続く PKA 活性化を通じて，メラニン生成と TYR 活性を高める[29]).

負の調節因子としては，IFN-γ，TNFα，IL1（α/β），IL4，IL6，IL17 などがあり，IFN-γ は主に Th1 リンパ球，CD8＋細胞傷害性 T リンパ球，NK 細胞から分泌されるが，抗原提示細胞，B 細胞，NKT 細胞など，他の細胞も IFN-γ を分泌し，皮膚でもよく分泌される炎症性サイトカインである．IFN-γ シグナルは色素形成遺伝子を制御することにより，メラノソームの成熟を阻害するだけでなく，STAT1 のリン酸化を促進することによりメラニン生成を制御していることが明らかにされている．また，IFN-γ は IL18 によるメラニン生成を抑制することが明らかにされている[30]).

TNF はホモトリマー型サイトカインで，主に単球やマクロファージ，またケラチノサイトや樹状細胞，Th1，Th17，Th22 によって分泌され，TNFR1/p55 と TNFR2/p75 の 2 種類の受容体に結合することで機能する[31]).TNFα は，血管内皮細胞や免疫細胞の活性化を通じて炎症を誘発するだけでなく，メラノサイトの c-kit，MC1R，MITF，DCT の発現を抑制し，TYR とメラニンを減少させる．また，IL17 との組み合わせにより，PKA と MAPK のシグナル伝達経路によってメラニン生成を抑制する[32]).

IL1α は，主にランゲルハンス細胞から産生される炎症性メディエーターであり，メラノサイトやケラチノサイトからも分泌され，IL1Rα と結合することで，チロシナーゼ活性とメラニン生成を抑制する[33]).ケラチノサイトでは，紫外線曝露により多くの IL1α を生産するとともに，大量の活性型 IL1α を貯蔵する[34]).また IL1α は，線維芽細胞を刺激して KGF を産生させる[35]).KGF は，メ

ラノサイトにおける TYR の発現を誘導すると考えられている[36]).IL1β は，NF-κB と JNK 経路依存的に MITF の発現を抑制することで，メラニン生成を抑制している[33]).

IL4 は，主に Th2 細胞から分泌されるサイトカインであるが，CD8 陽性細胞傷害性 T 細胞，好塩基球，好酸球，マスト細胞からも産生され，JAK2/STAT6 シグナル経路を介して MITF，TYRP1，DCT の発現を低下させ，メラニン生成を抑制する[37]).

IL6 は，ケラチノサイト，線維芽細胞，皮膚内皮細胞から分泌され，細胞の成長，生存，分化を調節することにより，免疫反応，炎症，造血，腫瘍形成など様々な生体反応の制御に関与するとともに[38]，チロシナーゼ活性を低下させることで，メラニン生成を抑制する[39]).

IL17 は，主に Th17 細胞によって産生される炎症性サイトカインであり，好中球，NK 細胞，マスト細胞，αβ および γδT 細胞などのほかの免疫細胞によっても産生される[40]).IL17 は様々な炎症作用を持ち，上皮細胞，内皮細胞，線維芽細胞などの様々な細胞から大量のサイトカインを放出させ[41]，TNFα と結合してメラニン生成のシグナル伝達経路を阻害し，メラニン生成を抑制する[32]).

3．組織構造体の関与

これまでの研究の多くはメラノサイト周辺のケラチノサイトや線維芽細胞の関与が対象であったが，近年皮膚内の構造体や皮膚以外の組織に由来する影響も明らかになってきている．

a）血　管

皮膚内の血管は様々な血中因子を皮膚に輸送する重要な器官であるが，血管そのものの組織学的関与が新たにわかってきている．老人性色素斑部位では，皮膚内の血管密度が増加しており，また血管の分岐が増加していることが報告されている[42]).これらは血管周囲でのマクロファージの浸潤が認められるとともに，VEGF-A の産生を高め，血管新生を増進していることが確認されている[43]).さらに，VEGF-A と協調して血管新生を促

進するウロキナーゼは紫外線曝露によって増加し，老人性色素斑部位ではウロキナーゼ活性が高まっていることも確認されており，ウロキナーゼ活性の増加はチロシナーゼ活性を高めることから，過剰な血管構造によって老人性色素斑が形成される可能性が示唆されている[44]．また，皮膚内の血管密度が高い老人性色素斑部位のほうが，レーザー治療による改善効果が低いことも確認されており[45]，血管構造の増加が老人性色素斑に影響している可能性が示唆される．

b）神 経

メラニン生成を行うメラノサイトは，発生過程において神経と同じ外胚葉の神経堤から分化することが知られている[46]．また，神経皮膚症候群と呼ばれる神経線維腫症Ⅰ型や結節性硬化症では，先天性の神経遺伝子異常とともに皮膚での色素異常が生じることが知られている[47]．このようなメラノサイトと近い関係性を有する皮膚の神経についても，近年老人性色素斑との関連性が明らかになってきている．筆者らの検討では，老人性色素斑部位では近接する非色素沈着部位と比較し，真皮上層における皮膚内の神経密度が増加していることが報告されている[48]．さらに，末梢神経である皮膚感覚神経から分泌される反発ガイダンス因子B（RGMB）は，neogenin 受容体を介してメラノサイトにおけるメラニン生成を促進する可能性を示唆している[49]．また，皮膚の神経とメラノサイトの間にはシナプス様の構造を有することが報告されており[50]，in vitro では感覚神経の活性化がメラノサイトでの細胞内カルシウム流入を促進することから，分泌因子を介した間接的な活性化だけでなく，シナプスを介した直接的なシグナル伝達による活性化が存在する可能性も報告されている[49]．

c）筋 肉

骨格筋が産生，分泌するサイトカイン（マイオカイン）は，血管から様々な器官に輸送されるため，近年体への様々な効果が証明され，研究が活発化している．筆者らの検討では，マイオカイン

の1種であるマイオネクチンは，骨格筋から分泌され血管を通って肌内で放出されると，メラノサイトに作用しメラニン関連遺伝子の発現を抑制することが近年わかってきた[51]．本分野の研究は今後さらに発展し，様々な知見の創出が予想される．

メラノソーム輸送メカニズム

メラノソームは明確に定義された一連の段階を経て形成される．ユーメラノソームの第1段階（ステージⅠ）は，色素を欠く膜で囲まれた小胞で始まり，オルガネラ内腔に存在する初期のタンパク質性フィブリルによって特徴づけられる．第2段階（ステージⅡ）ではフィブリルが完全に形成されメラノソームは楕円形の形状を有するようになる．この過程において，メラノサイトでのみ合成される PMEL17（gp100）タンパク質がフィブリルの主要な構造構成要素となり足場を形成する．PMEL17 はケラチノサイトに移行したメラニンを標識するマーカーとしてもよく用いられる．第3，第4段階（ステージⅢ，Ⅳ）では，電子密度の高いメラニンが生成され，フィブリル上に蓄積し，ステージⅣの終わりにはメラノソームの内部構造が完全に見えなくなるほどメラニンが蓄積される．メラノサイト内にてステージⅣまで成熟したメラノソームは，様々な過程を経てメラノサイト周囲のケラチノサイトへと輸送される[52]．

ケラチノサイトへの輸送方法については，これまで主にメラノソームを含むメラノサイトの樹状突起や糸状突起（フィロポディア）をケラチノサイトが貪食するファゴサイトーシス型，メラノサイトの樹状突起先端からメラノソームを含む大小の小胞が放出されメラノサイトに貪食される小胞移送型，メラノサイトの樹状突起先端から出たフィロポディアがケラチノサイトと融合したトンネルナノチューブを通過する融合型，樹状突起先端からメラノソーム膜から解放されたメラニンユニット（メラノコア）が放出されケラチノサイトに取り込まれるエキソサイトーシス型の，4種類の輸送型が示唆されている[53]．これらの輸送型は，生体

の部位やメラノソーム輸送の用途に応じて使い分けられている可能性が示唆されているが，近年の報告では小胞移送型およびエキソサイトーシス型を支持する知見が多く報告されている[54]〜[56]．

1．PAR-2，KGFR

Gタンパク質共役型膜貫通型受容体のプロテアーゼ活性化受容体ファミリー（PAR-1〜PAR-4）の1種であり，PAR-2はケラチノサイトには発現しているが，メラノサイトには発現していないことがわかっている．PAR-2が刺激されるとRhoシグナルが活性化され，ケラチノサイトの貪食活性が高まり，メラニンの移送が促進されることが，in vitroおよびin vivoで証明されている[57][58]．PAR-2は紫外線照射によって誘導されるとともに，PAR-2の活性化はケラチノサイトによるセリンプロテアーゼの分泌を誘導し，正のフィードバックループを形成することが報告されている．また，貪食とは別に，PAR-2はメラノサイトの樹状突起を刺激することで色素沈着を引き起こすとともに，ケラチノサイトからのPGE2およびPGF2αの放出を促し，これらがメラノサイト表面に結合することで樹状突起の形成を誘導することが報告されている[28]．

また，KGFRはPAR-2と同様の役割を担っていることが報告されている[59]．KGFRの活性化はケラチノサイトの貪食を促進し，共培養にKGFを加えるとチロシナーゼ陽性顆粒の移動が誘発される．また，KGFRを介した貪食は，PAR-2-Rhoシグナル経路に依存し，さらにRacとCdc42の活性化にも依存することがわかっている[59]．

2．SNAREs，Rab GTP ases

メラノサイトは，SNAREsやRab GTPasesといったエキソサイトーシスに関与する分子を発現している．SNAREsは，膜結合タンパク質の3つのファミリー（シナプトブレビン/VAMP，シンタキシン，SNAP25ファミリー）として保存されており，膜融合後半に作用する．これらのタンパク質はコア複合体として結合し，通常，細胞膜上のSNAP25とシンタキシンが小胞膜上のVAMPと結合する．メラノソーム濃縮画分では，SNAP23，SNAP25，VAMP2，シンタキシン4，シンタキシン6といった異なるSNAREsが同定されており，免疫沈降法ではVAMP2とSNAP23の結合が確認されているが，シンタキシン4の結合は確認されていない[60][61]．

また，融合前の膜への繋留や結合に作用するタンパク質ファミリーRab GTPasesであるRab3a-dからなるRab3タンパク質は，エキソサイトーシスにおける中心的なRabであり，Rab3aはメラノサイトに発現していることが知られている．またRab3aは紫外線照射により発現が低下することが報告されている[60]．Rab27aも様々な種類のオルガネラのエキソサイトーシスに関与する分子であり，細胞周辺でのメラノソームの輸送において確立された役割を担っている．Slp2-aは，メラノサイトで発見された新しいRab27aエフェクターであり，Rab27aをホスファチジルセリンに結合させ，メラノソームを細胞膜に付着させることで，エキソサイトーシスにおける重要なステップである，メラノソームの細胞膜への結合に関与していることが示唆されている[62]．

3．カドヘリン

メラノサイトとケラチノサイトの接着部位は，神経細胞間の特殊な接合（神経シナプス），免疫細胞間の接合（免疫シナプス），食細胞とその標的間の接合（食細胞シナプスまたは貪食シナプス）に相当するため，色素シナプスとして取り上げられる．神経シナプスは主に軸索糸状体上に形成され，その後，カドヘリンを介した細胞骨格の膜貫通型固定と足場タンパク質の蓄積により安定化する．色素シナプスにおいても同様に，カドヘリンが接着の確立に大きな役割を果たしている．カドヘリンは，カルシウムイオン依存的な細胞間接着を促進する機能を持つ糖タンパク質ファミリーであり，細胞間接着結合の膜貫通成分として機能する．E-カドヘリンとP-カドヘリンはヒトメラノサイトに発現し，ともにメラノサイトとケラチノサイトの接着を媒介する[63]．

ケラチノサイトでのメラノソーム分解

ケラチノサイトでのメラノソームの分解が低下することで，ケラチノサイト内にメラニンが蓄積することも老人性色素斑の発症原因の1つであると考えられている．ケラチノサイトに取り込まれたメラノソームは，非分解性コンパートメントに存在するという報告もあるが[56)64)]，ケラチノサイトのオートファジーによって分解されることを示す報告も多く存在する[65)~67)]．実際に，オートファジー関連分子であるATG7をケラチノサイトでノックダウンした実験では，オートファジーが抑制されることでメラノソームの蓄積が促進することが確認されており，メラノソームはオートファジーによって分解されていることが示唆される．また，様々な薬剤の効果において，オートファジーによる色素沈着の制御はケラチノサイトでのメラノソームの分解ステップだけでなく，メラノサイトでメラニン生成関連タンパク質(MITF, TYR, TYRP1など)を分解することで，メラニン生成の開始段階でブロックされることも確認されている．その他にも，近年ではメラノソームを直接標識可能な蛍光プローブであるmelanocore-interacting Kif1c-tail(M-INK)の開発により[68)]，メラノソームの挙動を可視化可能になったことで，Rab7B/42がケラチノサイトのメラノソーム上でのタンパク質分解を制御していることが証明されている[69)]．オートファジーによるメラノソームの分解についてはまだ議論の多い分野であるが，メラノソームの可視化技術などの進歩により，さらなる知見の創出が期待される．

脂質組成

ホスファチジルイノシトール3,5-ビスホスフェート(PI(3,5)P2)およびPI(5)Pのレベルを調節するPIKfyve-VAC14-FIG4複合体の阻害が色素形成欠損を引き起こすことから，脂質組成もメラニン生成に関与する可能性が示唆されている[70)71)]．近年では，PIKfyve活性の阻害がメラノソームの成熟に関与することも報告されている[71)72)]．

また近年，様々な脂肪酸がメラニン量に関与していることが報告されている．例えば，パルミチン酸はメラニン量を増加させる一方，エイコサペンタエン酸，リノール酸，ドコサヘキサエン酸はメラニン量を減少させる[73)74)]．これらの脂肪酸によるメラニン量およびメラノソーム輸送の調節はアクチン重合の調節能力に影響している可能性が高く，パルミチン酸ではRhoAの活性化がストレスファイバーを誘導し，細胞内のメラノソーム蓄積が増加する一方，エイコサペンタエン酸では，アクチンフィラメントとRab27aを不安定化しTYRを分解すると考えられる[74)]．

さいごに

これまでのメカニズム解明は培養細胞での実験が主たる手法であったが，single cell RNA-seqや組織の三次元的観察など様々な新規解析手法の出現により，老人性色素斑の研究知見は近年劇的に変化している．今後さらに，細胞の亜集団レベルでの分子メカニズムの解明や，皮膚内部の三次元的相互作用の解明が進み，老人性色素斑の発症メカニズム解明はより一層発展していくことが期待される．

引用文献

1) Griffiths CEM, et al : Rook's Textbook of Dermatology. *Wiley-Blackwell*, 4, 132.136-132.137, 2016.
2) Goorochurn R, et al : Biological processes in solar lentigo : insights brought by experimental models. *Exp Dermatol*, **25** : 174-177, 2016.
3) Miyachi K, et al : Melanin accumulation in dermal stem cells deteriorates their exosome-mediated skin basement membrane construction in solar lentigo. *Exp Dermatol*, n/a, 2022.
4) Noblesse E, et al : Skin Ultrastructure in Senile Lentigo. *Skin Pharmacol Physiol*, **19** : 95-100, 2006.

5) Ünver N, et al：Alterations in the epidermal-dermal melanin axis and factor XIIIa melanophages in senile lentigo and ageing skin. *Br J Dermatol*, **155**：119-128, 2006.

6) Cario-Andre M, et al：Perilesional vs. lesional skin changes in senile lentigo. *J Cutan Pathol*, **31**：441-447, 2004.

7) Yonei N, et al：Two patterns of solar lentigines： a histopathological analysis of 40 Japanese women. *J Dermatol*, **39**：829-832, 2012.

8) Lin CB, et al：Immuno-histochemical evaluation of solar lentigines：The association of KGF/KGFR and other factors with lesion development. *J Dermatol Sci*, **59**：91-97, 2010.

9) Hakozaki T, et al：Morphological and transcriptional evaluation of multiple facial cutaneous hyperpigmented spots. *Skin Health Dis*, **2**, e96, 2022.

10) Simon JD, et al：Current challenges in understanding melanogenesis：bridging chemistry, biological control, morphology, and function. *Pigment Cell Melanoma Res*, **22**：563-579, 2009.

11) d'Ischia M, et al：Melanins and melanogenesis： from pigment cells to human health and technological applications. *Pigment Cell Melanoma Res*, **28**：520-544, 2015.

12) Hoogduijn MJ, et al：Glutamate receptors on human melanocytes regulate the expression of MiTF. *Pigment Cell Res*, **19**：58-67, 2006.

13) Fischer M, et al：Keratinocytes：a source of the transmitter L-glutamate in the epidermis. *Exp Dermatol*, **18**：1064-1066, 2009.

14) Devi S, et al：Metabotropic glutamate receptor 6 signaling enhances TRPM1 calcium channel function and increases melanin content in human melanocytes. *Pigment Cell Melanoma Res*, **26**：348-356, 2013.

15) Regazzetti C, et al：Melanocytes Sense Blue Light and Regulate Pigmentation through Opsin-3. *J Invest Dermatol*, **138**：171-178, 2018.

16) Hachiya A, et al：The Paracrine Role of Stem Cell Factor/c-kit Signaling in the Activation of Human Melanocytes in Ultraviolet-B-Induced Pigmentation. *J Invest Dermatol*, **116**：578-586, 2001.

17) Dong L, et al：FGF2 regulates melanocytes viability through the STAT3-transactivated PAX3 transcription. *Cell Death Differ*, **19**：616-622, 2012.

18) Costin GE, et al：Human skin pigmentation： melanocytes modulate skin color in response to stress. *FASEB J*：official publication of the Federation of American Societies for Experimental Biology, **21**：976-994, 2007.

19) Choi W, et al：The fibroblast-derived paracrine factor neuregulin-1 has a novel role in regulating the constitutive color and melanocyte function in human skin. *J Cell Sci*, **123**：3102-3111, 2010.

20) Yang G, et al：Inhibition of PAX3 by TGF-β Modulates Melanocyte Viability. *Mol Cell*, **32**：554-563, 2008.

21) Klar AS, et al：Human Adipose Mesenchymal Cells Inhibit Melanocyte Differentiation and the Pigmentation of Human Skin via Increased Expression of TGF-β1. *J Invest Dermatol*, **137**：2560-2569, 2017.

22) Murakami M, et al：Regulation of melanin synthesis by the TGF-β family in B16 melanoma cells. *Mol Biol Rep*, **36**：1247-1250, 2009.

23) Singh SK, et al：Bone morphogenetic proteins differentially regulate pigmentation in human skin cells. *J Cell Sci*, **125**：4306-4319, 2012.

24) Eyerich S, et al：Cutaneous Barriers and Skin Immunity：Differentiating A Connected Network. *Trends Immunol*, **39**：315-327, 2018.

25) Zhou J, et al：Enhancement of the p38 MAPK and PKA signaling pathways is associated with the pro-melanogenic activity of Interleukin 33 in primary melanocytes. *J Dermatol Sci*, **73**：110-116, 2014.

26) Zhou J, et al：Cross-talk between interferon-gamma and interleukin-18 in melanogenesis. *J Photochem Photobiol B*, **163**：133-143, 2016.

27) Videira IF, et al：Mechanisms regulating melanogenesis. *An Bras De Dermatol*, **88**：76-83, 2013.

28) Scott G, et al：Proteinase-activated receptor-2 stimulates prostaglandin production in keratinocytes：analysis of prostaglandin receptors on human melanocytes and effects of PGE2 and PGF2alpha on melanocyte dendricity. *J Invest Dermatol*, **122**：1214-1224, 2004.

29) Yoshida M, et al：Histamine Induces Melanogen-

esis and Morphologic Changes by Protein Kinase A Activation via H2 Receptors in Human Normal Melanocytes. *J Invest Dermatol*, **114**：334-342, 2000.

30) Zhou J, et al：Cross-talk between interferon-gamma and interleukin-18 in melanogenesis. *J Photochem Photobiol B*, **163**：133-143, 2016.

31) Grine L, et al：An inflammatory triangle in psoriasis：TNF, type I IFNs and IL-17. *Cytokine Growth Factor Rev*, **26**：25-33, 2015.

32) Wang CQF, et al：IL-17 and TNF synergistically modulate cytokine expression while suppressing melanogenesis：potential relevance to psoriasis. *J Invest Dermatol*, **133**：2741-2752, 2013.

33) Kholmanskikh O, et al：Interleukins 1alpha and 1beta secreted by some melanoma cell lines strongly reduce expression of MITF-M and melanocyte differentiation antigens. *Int J Cancer*, **127**：1625-1636, 2010.

34) Kondo S, et al：Differential modulation of interleukin-1 alpha(IL-1 alpha)and interleukin-1 beta(IL-1 beta)in human epidermal keratinocytes by UVB. *Exp Dermatol*, **3**：29-39, 1994.

35) Tang A, et al：Regulation of keratinocyte growth factor gene expression in human skin fibroblasts. *J Dermatol Sci*, **11**：41-50, 1996.

36) Chen, N., et al. The role of keratinocyte growth factor in melanogenesis：a possible mechanism for the initiation of solar lentigines. *Exp Dermatol*, **19**：865-872, 2010.

37) Choi H, et al：IL-4 inhibits the melanogenesis of normal human melanocytes through the JAK2-STAT6 signaling pathway. *J Invest Dermatol*, **133**：528-536, 2013.

38) Hirano T, et al：Roles of STAT3 in mediating the cell growth, differentiation and survival signals relayed through the IL-6 family of cytokine receptors. *Oncogene*, **19**：2548-2556, 2000.

39) Swope VB, et al：Interleukins 1 alpha and 6 and tumor necrosis factor-alpha are paracrine inhibitors of human melanocyte proliferation and melanogenesis. *J Invest Dermatol*, **96**：180-185, 1991.

40) Speeckaert R, et al：The many faces of interleukin-17 in inflammatory skin diseases. *Br J Dermatol*, **175**：892-901, 2016.

41) Volpe E, et al：A critical function for transforming growth factor-beta, interleukin 23 and proinflammatory cytokines in driving and modulating human T(H)-17 responses. *Nat Immunol*, **9**：650-657, 2008.

42) Shibata T, et al：3D microvascular analysis reveals irregularly branching blood vessels in the hyperpigmented skin of solar lentigo. *Pigment Cell Melanoma Res*, **31**, 725-727, 2018.

43) Hasegawa K, et al：Increased blood flow and vasculature in solar lentigo. *J Dermatol*, **43**：1209-1213, 2016.

44) 柴田貴子：色素沈着形成における真皮血管内皮細胞を介した新たな経路の解明. 第37回日本美容皮膚科学会総会・学術大会, 2019.

45) 二宮真人：日光性色素斑における真皮血管構造とピコ秒レーザー治療効果の相関解析. 第38回日本美容皮膚科学会総会・学術大会, 2020.

46) Mort RL, et al：The melanocyte lineage in development and disease. *Development*, **142**：1387, 2015.

47) Romero MI, et al：Deletion of Nf1 in neurons induces increased axon collateral branching after dorsal root injury. *J Neurosci*：the official journal of the Society for Neuroscience, **27**：2124-2134, 2007.

48) Nakayama K, et al：Three-dimensional imaging of the hyperpigmented skin of senile lentigo reveals underlying higher density intracutaneous nerve fibers. *J Dermatol Sci*, **102**：72-75, 2021.

49) Chow SYA, et al：Human sensory neurons modulate melanocytes through secretion of RGMB. *Cell Rep*, **40**：111366, 2022.

50) Hara M, et al：Innervation of melanocytes in human skin. *J Exp Med*, **184**, 1385-1395, 1996.

51) Nishikori S, et al：Beauty and muscle – the secret effect of muscle on the skin –. The International Federation of Societies of Cosmetic Chemists Congress, 2018.

52) Van Den Bossche K, et al：The Quest for the Mechanism of Melanin Transfer. *Traffic*, **7**：769-778, 2006.

53) Tadokoro R, et al：Wide coverage of the body surface by melanocyte-mediated skin pigmentation. *Dev Biol*, **449**：83-89, 2019.

54) Wu XS, et al：Melanoregulin regulates a shedding mechanism that drives melanosome trans-

fer from melanocytes to keratinocytes. *Proc Natl Acad Sci U S A*, **109** : E2101-E2109, 2012.

55) Huang Y, et al : Mimicking Melanosomes : Polydopamine Nanoparticles as Artificial Microparasols. *ACS Cent Sci*, **3** : 564-569, 2017.

56) Correia MS, et al : Melanin Transferred to Keratinocytes Resides in Nondegradative Endocytic Compartments. *J Invest Dermatol*, **138** : 637-646, 2018.

57) Paine C, et al : An alternative approach to depigmentation by soybean extracts via inhibition of the PAR-2 pathway. *J Invest Dermatol*, **116** : 587-595, 2001.

58) Seiberg M, et al : The protease-activated receptor 2 regulates pigmentation via keratinocyte-melanocyte interactions. *Exp Cell Res*, **254** : 25-32, 2000.

59) Cardinali G, et al : Keratinocyte growth factor promotes melanosome transfer to keratinocytes. *J Invest Dermatol*, **125** : 1190-1199, 2005.

60) Scott G, et al : Rab3a and SNARE proteins : potential regulators of melanosome movement. *J Invest Dermatol*, **116** : 296-304, 2001.

61) Wade N, et al : Syntaxin 7 complexes with mouse Vps10p tail interactor 1b, syntaxin 6, vesicle-associated membrane protein(VAMP)8, and VAMP7 in b16 melanoma cells. *J Biol Chem*, **276** : 19820-19827, 2001.

62) Kuroda TS, et al : Rab27A-binding protein Slp2-a is required for peripheral melanosome distribution and elongated cell shape in melanocytes. *Nat Cell Biol*, **6** : 1195-1203, 2004.

63) Tang A, et al : E-cadherin is the major mediator of human melanocyte adhesion to keratinocytes in vitro. *J Cell Sci*, **107**(Pt 4) : 983-992, 1994.

64) Hurbain I, et al : Melanosome Distribution in Keratinocytes in Different Skin Types : Melanosome Clusters Are Not Degradative Organelles. *J Invest Dermatol*, **138** : 647-656, 2018.

65) Yang Z, et al : Autophagy participates in isoliquiritigenin-induced melanin degradation in human epidermal keratinocytes through PI3K/AKT/mTOR signaling. *Biomed Pharmacother*, **97** : 248-254, 2018.

66) Kim JY, et al : Autophagy induction can regulate skin pigmentation by causing melanosome degradation in keratinocytes and melanocytes. *Pigment Cell Melanoma Res*, **33** : 403-415, 2020.

67) Murase D, et al : Autophagy has a significant role in determining skin color by regulating melanosome degradation in keratinocytes. *J Invest Dermatol*, **133** : 2416-2424, 2013.

68) Yoshikawa-Murakami C, et al : A Novel Method for Visualizing Melanosome and Melanin Distribution in Human Skin Tissues. *Int J Mol Sci*, **21** : 8514, 2020.

69) Marubashi S, et al : Rab7B/42 Is Functionally Involved in Protein Degradation on Melanosomes in Keratinocytes. *Cell Struct Funct*, **45** : 45-55, 2020.

70) Jin N, et al : VAC14 nucleates a protein complex essential for the acute interconversion of PI3P and PI(3,5)P2 in yeast and mouse. *EMBO J*, **27** : 3221-3234, 2008.

71) Bissig C, et al : The PIKfyve complex regulates the early melanosome homeostasis required for physiological amyloid formation. *J Cell Sci*, **132**, 2019.

72) Liggins MC, et al : PIKfyve regulates melanosome biogenesis. *PLoS Genet*, **14** : e1007290, 2018.

73) Balcos MC, et al : Docosahexaenoic acid inhibits melanin synthesis in murine melanoma cells in vitro through increasing tyrosinase degradation. *Acta Pharmacol Sin*, **35** : 489-495, 2014.

74) Yamada H, et al : Effect of fatty acids on melanogenesis and tumor cell growth in melanoma cells. *J Lipid Res*, **60** : 1491-1502, 2019.

FAX による注文・住所変更届け

改定：2015 年 1 月

　毎度ご購読いただきましてありがとうございます.

　読者の皆様方に小社の本をより確実にお届けさせていただくために，FAX でのご注文・住所変更届けを受けつけております. この機会に是非ご利用ください.

◇ご利用方法

　FAX 専用注文書・住所変更届けは，そのまま切り離して FAX 用紙としてご利用ください. また，注文の場合手続き終了後，ご購入商品と郵便振替用紙を同封してお送りいたします. **代金が 5,000 円をこえる場合，代金引換便とさせて頂きます.** その他，申し込み・変更届けの方法は電話，郵便はがきも同様です.

◇代金引換について

　本の代金が 5,000 円をこえる場合，代金引換とさせて頂きます. 配達員が商品をお届けした際に，現金またはクレジットカード・デビットカードにて代金を配達員にお支払い下さい(本の代金＋消費税＋送料). (※年間定期購読と同時に 5,000 円をこえるご注文を頂いた場合は代金引換とはなりません. 郵便振替用紙を同封して発送いたします. 代金後払いという形になります. 送料は定期購読を含むご注文の場合は頂きません)

◇年間定期購読のお申し込みについて

　年間定期購読は，1 年分を前金で頂いておりますため，代金引換とはなりません. 郵便振替用紙を本と同封または別送いたします. 送料無料, また何月号からでもお申込み頂けます.

　毎年末，次年度定期購読のご案内をお送りいたしますので，定期購読更新のお手間が非常に少なく済みます.

◇住所変更届けについて

　年間購読をお申し込みされております方は，その期間中お届け先が変更します際，必ずご連絡下さいますようよろしくお願い致します.

◇取消, 変更について

　取消，変更につきましては，お早めに FAX，お電話でお知らせ下さい.

　返品は，原則として受けつけておりませんが，返品の場合の郵送料はお客様負担とさせていただきます. その際は必ず小社へご連絡ください.

◇ご送本について

　ご送本につきましては，ご注文がありましてから約 1 週間前後とみていただきたいと思います. お急ぎの方は，ご注文の際にその旨をご記入ください. 至急送らせていただきます. 2〜3 日でお手元に届くように手配いたします.

◇個人情報の利用目的

　お客様から収集させていただいた個人情報，ご注文情報は本サービスを提供する目的(本の発送，ご注文内容の確認，問い合わせに対しての回答等)以外には利用することはございません.

　その他，ご不明な点は小社までご連絡ください.

株式会社　全日本病院出版会　　〒113-0033 東京都文京区本郷 3-16-4-7F
電話 03(5689)5989　FAX03(5689)8030　郵便振替口座 00160-9-58753

FAX 専用注文用紙 　5,000 円以上代金引換 　(皮 '22.10)

Derma 年間定期購読申し込み（送料弊社負担）
□ 2023 年 1 月～12 月（定価 43,560 円）　　□ 2022 年＿＿月～12 月

□ Derma バックナンバー申し込み（号数と冊数をご記入ください）
No.　　　／　　　冊　　　No.　　　／　　　冊　　　No.　　　／　　　冊

	冊
Monthly Book Derma. 創刊 20 周年記念書籍 □ そこが知りたい 達人が伝授する日常皮膚診療の極意と裏ワザ（定価 13,200 円）	
Monthly Book Derma. 創刊 15 周年記念書籍 □ 匠に学ぶ皮膚科外用療法―古きを生かす，最新を使う―（定価 7,150 円）	
Monthly Book Derma. No. 327（'22.10 月増大号） □ アトピー性皮膚炎診療の最前線―新規治療をどう取り入れ，既存治療を使いこなすか―（定価 5,500 円）	
Monthly Book Derma. No. 320（'22.4 月増刊号） □ エキスパートへの近道！間違えやすい皮膚疾患の見極め（定価 7,770 円）	
Monthly Book Derma. No. 314（'21.10 月増大号） □ 手元に 1 冊！皮膚科混合・併用薬使用ガイド（定価 5,500 円）	
Monthly Book Derma. No. 307（'21.4 月増刊号） □ 日常診療にこの 1 冊！皮膚アレルギー診療のすべて（定価 6,380 円）	
Monthly Book Derma. No. 300（'20.9 月増大号） □ 皮膚科医必携！外用療法・外用指導のポイント（定価 5,500 円）	

PEPARS 年間定期購読申し込み（送料弊社負担）
□ 2023 年 1 月～12 月（定価 44,220 円）　　□ 2022 年＿＿月～12 月

□ PEPARS バックナンバー申し込み（号数と冊数をご記入ください）
No.　　　／　　　冊　　　No.　　　／　　　冊　　　No.　　　／　　　冊

	冊
□ カスタマイズ治療で読み解く美容皮膚診療（定価 10,450 円）	
□ 足の総合病院・下北沢病院がおくる！ポケット判 主訴から引く足のプライマリケアマニュアル（定価 6,380 円）	
□ 目もとの上手なエイジング（定価 2,750 円）	
□ カラーアトラス 爪の診療実践ガイド 改訂第 2 版（定価 7,920 円）	
□ イチからはじめる美容医療機器の理論と実践 改訂第 2 版（定価 7,150 円）	
□ 臨床実習で役立つ 形成外科診療・救急外科処置ビギナーズマニュアル（定価 7,150 円）	
□ 足爪治療マスター BOOK（定価 6,600 円）	
□ 図解 こどものあざとできもの―診断力を身につける―	
□ 美容外科手術―合併症と対策―（定価 22,000 円）	
□ 足育学 外来でみるフットケア・フットヘルスウェア（定価 7,700 円）	
□ 実践アトラス 美容外科注入治療 改訂第 2 版（定価 9,900 円）	
□ Non-Surgical 美容医療超実践講座（定価 15,400 円）	
□ スキルアップ！ニキビ治療実践マニュアル（定価 5,720 円）	

その他（雑誌名/号数，書名と冊数をご記入ください） □

お名前	フリガナ		要捺印	診療科
ご送付先	〒　　　―			

TEL：　　　（　　　　　）	FAX：　　　（　　　　　）

FAX 03-5689-8030 全日本病院出版会行

年　　月　　日

住 所 変 更 届 け

お 名 前	フリガナ	
お客様番号		毎回お送りしています封筒のお名前の右上に印字されております8ケタの番号をご記入下さい。
新お届け先	〒　　　　　都 道 　　　　　　　府 県	
新電話番号	（　　　　　）	
変更日付	年　　月　　日より	月号より
旧お届け先	〒	

※ 年間購読を注文されております雑誌・書籍名に✓を付けて下さい。

☐ Monthly Book Orthopaedics （月刊誌）

☐ Monthly Book Derma. （月刊誌）

☐ Monthly Book Medical Rehabilitation （月刊誌）

☐ Monthly Book ENTONI （月刊誌）

☐ PEPARS （月刊誌）

☐ Monthly Book OCULISTA （月刊誌）

FAX 03-5689-8030

全日本病院出版会行

バックナンバー 一覧

2022 年 12 月現在

Monthly Book

Derma.

━ 2023 年度　年間購読料　43,560 円 ━
通常号：定価 2,860 円（本体 2,600 円＋税）×11 冊
増大号：定価 5,610 円（本体 5,100 円＋税）×1 冊
増刊号：定価 6,490 円（本体 5,900 円＋税）×1 冊

※各号定価：本体 2,500 円＋税（増刊・増大号は除く）

※その他のバックナンバーにつきましては，弊社ホームページ
（https://www.zenniti.com）をご覧ください.

━━━━━ 次号予告（2月号）　掲載広告一覧 ━━━━━

皮膚科領域での ビッグデータの活用法

編集企画／りふ皮膚科アレルギー科クリニック院長
山﨑　研志

編集主幹：照井　正　日本大学教授
　　　　　　大山　学　杏林大学教授

No. 330　編集企画：
　鈴木民夫　山形大学教授

Monthly Book Derma.　No. 330

2023 年 1 月 15 日発行（毎月 15 日発行）
　　定価は表紙に表示してあります．
　　　　　　Printed in Japan

発行者　　末　定　広　光
発行所　　株式会社　**全日本病院出版会**
〒 113-0033 東京都文京区本郷 3 丁目 16 番 4 号 7 階
　　　電話　(03)5689-5989　Fax　(03)5689-8030
　　　郵便振替口座 00160-9-58753
印刷・製本　三報社印刷株式会社　　　電話　(03)3637-0005
広告取扱店　㈱メディカルブレーン　　電話　(03)3814-5980

Ⓒ ZEN・NIHONBYOIN・SHUPPANKAI, 2023